医学常识
一本通

成人版

罗云涛 主编

黑龙江科学技术出版社
HEILONGJIANG SCIENCE AND TECHNOLOGY PRESS

图书在版编目（ＣＩＰ）数据

医学常识一本通：成人版 / 罗云涛主编 . -- 哈尔滨 : 黑龙江科学技术出版社，2024.3（2025.3 重印）

ISBN 978-7-5719-2148-4

Ⅰ . ①医⋯ Ⅱ . ①罗⋯ Ⅲ . ①医学 – 普及读物 Ⅳ . ① R-49

中国国家版本馆 CIP 数据核字 (2023) 第 193396 号

医学常识一本通：成人版
YIXUE CHANGSHI YI BEN TONG: CHENGREN BAN
罗云涛　主编

出　　　版	黑龙江科学技术出版社
出 版 人	薛方闻
地　　　址	哈尔滨市南岗区公安街 70-2 号
邮　　　编	150007
电　　　话	（0451）53642106
网　　　址	www.lkcbs.cn

责任编辑　刘　路

设　　　计　深圳 · 弘艺文化　HONGYI CULTURE

印　　　刷	运河（唐山）印务有限公司
发　　　行	全国新华书店
开　　　本	710 mm×1000 mm　1 / 16
印　　　张	13.5
字　　　数	200 千字
版次印次	2024 年 3 月第 1 版　2025 年 3 月第 5 次
书　　　号	ISBN 978-7-5719-2148-4
定　　　价	45.00 元

　　随着现代社会生活、工作节奏的加快，人们每天生活在紧张、焦虑的不良情绪中，以及缺少运动，长期伏案的办公环境，往往使身体处在亚健康状态而不自知。有人不是感冒、头晕头痛，就是颈肩腰背痛；有人小病小痛不断，常受各种高发病困扰；还有一些人自认为平时没啥事，结果某天突然查出了大病。很多人会疑惑：我的身体到底怎么了？

　　日常生活中，很多疾病的产生也不是完全无迹可寻，往往都会有一些征兆。为了自己和家人的健康，要学会去了解身体、认识疾病，掌握一些基本的医学常识，并加以保养和预防。因此，我们特地精心编写了本书。

　　本书共分为六章：第一章详细介绍了人体的基础知识。本部分主要帮助大家认识身体的结构和构成，比如人体的骨骼和肌肉作用、皮肤作用、血液作用、大脑作用，以及人体衰老"女七男八"；人体九大系统以及高发病；五脏六腑的作用和养护。掌握了人体基本知识，我们可以更好地了解自己的身体，懂得病出何处，如何对症养护。

　　第二章主要介绍日常生活中一些小病小痛的医学常识。人这一生，生病是在所难免的，并不可怕。感冒、咳嗽、口腔溃疡、口臭、头痛等疾病并非"凶猛大病"，只要对症治疗和注意调养，可以很快痊愈。

　　第三章主要介绍日常生活中一些高发病的医学常识，比如中耳炎、肺炎、鼻炎、冠心病、"三高"、更年期综合征等。了解其发病原因以及征兆，可以早发现、早治疗。

　　第四章简要介绍了如何进行大病预防。很多人寄希望于体检来发现大病，这未尝不可，但是这种预防更像是"亡羊补牢"式补救，一旦查出大病，可能已经中晚期了。本章对"为什么会得大病、疾病发生的九大阶段、中西医如何看大病征兆，以及常见的大病症状和亚健康状态"进行了全面的介绍，带大家了解自己的身体，改善身体状况，做到"未病先防"。

第五章重点介绍家庭用药常识，你将充分了解家庭如何科学、合理、有效地用药，为我们的"小家"撑起健康的大保护伞。

第六章侧重介绍家庭意外急救的医学常识，教你学会创伤急救，以及心肺复苏术和 AED 基本急救步骤。

通过本书，你将全面、充分地掌握更多专业的、浅显易懂的实用医学常识，从现在开始，学会防病、治病、用药、急救，以及日常保健。

需要注意的是，本书内容并不能替代专业医生的诊疗意见，用药需咨询医生或药师。

CONTENTS 目录

第 2 章
小病小痛家庭自我诊疗

第 3 章
高发病家庭调理常识

第 4 章
如何预防重大疾病

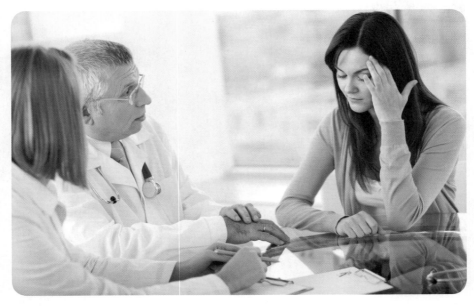

第5章
不可不知的家庭用药常识

第 6 章
不可不学的家庭急救常识

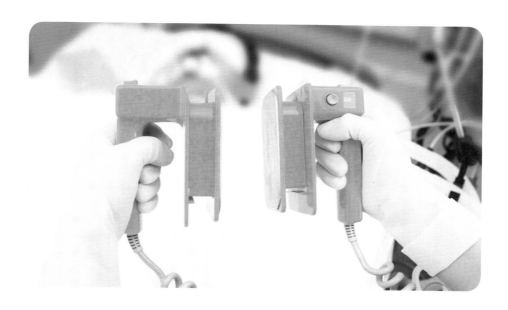

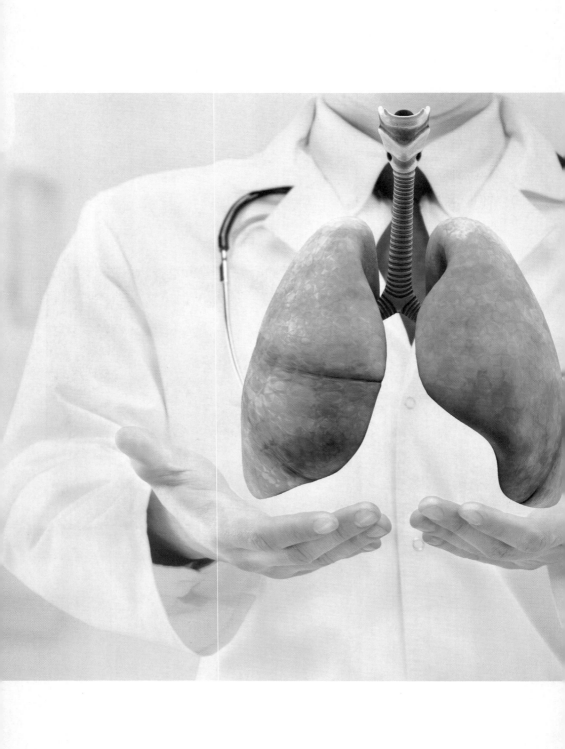

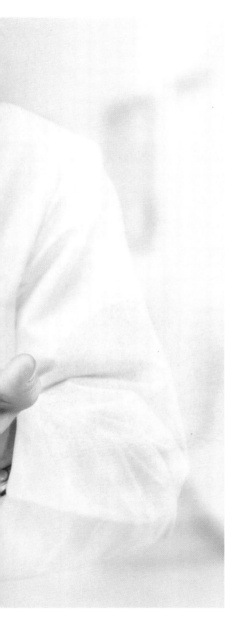

第1章

全面认识
人体基础常识

　　现代社会中，大家对身体健康日益重视，了解基本的医学常识是日常保健和防御治疗疾病的基石。本章重点介绍了人体的基础知识，以及中西医有关人体系统的理论，通俗易懂，助你全面掌握人体基本的医疗知识。

关于人体的秘密

人体结构是怎样的

人体结构的基本单位是细胞，细胞之间存在着非细胞结构的物质，称为细胞间质。细胞结构可分为三部分：细胞膜、细胞质和细胞核。

根据组织的形态和功能的不同，人体可分为上皮组织、结缔组织、肌肉组织和神经组织四大类。上皮组织又分为被覆上皮、腺上皮、特殊上皮三类。

上皮组织由上皮细胞和少量细胞间质相互连接而成，覆盖于身体表面及体内各种管道（消化道、呼吸道、血管等）的内面。

结缔组织由细胞和细胞外基质构成，分布广，形态多样，包括固有结缔组织（即疏松结缔组织、致密结缔组织、脂肪组织和网状组织）和其他特殊类型的结缔组织，如血液、淋巴液、软骨组织和骨组织等。

肌肉组织主要由肌细胞组成，可分为骨骼肌、平滑肌和心肌三种，其功能与肢体运动、胃肠蠕动、心脏搏动等有关。

神经组织由神经细胞（神经元）和神经胶质细胞所组成，存在于脑、脊髓和周围神经中。

人体由哪些物质组成

人体主要由水、蛋白质、糖类、脂类、核酸和无机盐等化学物质构成。这些物质存在于人体的各种细胞和细胞间质，并供给细胞活动的基本能量。

水是人体中含量最高的组成成分，约占体重的65%。体内的水主要由三部分组成：细胞内的水分（细胞内液），约占体重的45%；组织体液（存在于细胞之间的间隙内），约占体重的11%；血浆中的水分，约占体重的4%。

蛋白质是生命活动的基础，也是生物体的主要组成物质。人体蛋白质的氨基酸有20多种。

糖是人体生命活动的主要能量来源，主要包括葡萄糖和糖原。糖在体内进行生物氧化，产生二氧化碳和水，并释放出能量供组织细胞利用。

脂类也是人体的能量来源，在其进行生物氧化时也能释放出能量供组织细胞利用。脂类主要包括脂肪、类脂，类脂包括磷脂和固醇类。磷脂是构成细胞膜的成分之一，固醇是一些激素合成的原料。

核酸是细胞的重要组成成分之一，有重要的生理功能，可分为核糖核酸和脱氧核糖核酸两类。核糖核酸关系着蛋白质的生物合成；脱氧核糖核酸主要存在于细胞核中，是存储、复制和传递遗传信息的主要物质基础。

无机盐离子主要包括钠、钾、氯、钙、磷等。人体内含钠约80克，80%分布于细胞外液中；含钾约150克，98%分布于细胞内液中；氯在细胞内外均有分布。因此，细胞外液中的主要无机盐是氯化钠。

人体骨骼和肌肉的作用

人体共有206块骨头，相互连接构成人体的骨架——骨骼。骨骼主要分为颅骨、躯干骨和四肢骨三大部分，其中颅骨29块、躯干骨51块、四肢骨126块。

儿童骨头实际上是217～218块，初生婴儿的骨头多达305块。其中，儿童的骶骨有5块，长大成人后合为1块；儿童尾骨有4～5块，长大后合成1块；儿童分别有2块髂骨、坐骨、耻骨，到成人就会合并成2块髋骨。因此，儿童的骨头要比成人多11～12块。

骨骼按部位可分为颅骨、躯干骨和四肢骨。骨骼的主要作用是支撑、保护、运动、造血（红骨髓）、储存脂质及矿物质（黄骨髓）。

人体肌肉约639块，主要由肌肉组织构成。肌细胞的形状细长，呈纤维状，故称为肌纤维，其中骨骼肌的主要作用是收缩牵引骨骼而产生关节运动。

肌肉根据结构和功能可分为平滑肌、心肌和骨骼肌；按形态可分为长肌、短肌、扁肌和轮匝肌。其中，平滑肌主要构成内脏和血管，具有收缩缓慢、持久、不易疲劳等特点，心肌构成心壁，两者都不随人的意志收缩，故称不随意肌。骨骼肌分布于头、颈、躯干和四肢，通常附着于骨，收缩迅速、有力，容易疲劳，可随人的意志舒缩，故称随意肌。骨骼肌是人体骨骼运动的动力。

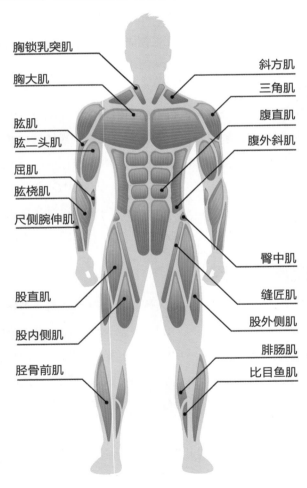

人体皮肤的作用

人体皮肤覆盖全身表面，是人体最大的器官，约占体重的16%。皮肤分为表皮和真皮两层，并借皮下组织与深层组织连接。

表皮在皮肤表面，又可分成角质层和生发层两部分。已经角质化的细胞组成角质层，脱落后就成为皮屑。生发层细胞不断分裂，能补充脱落的角质层。生发层有黑色素细胞，产生的黑色素可以防止紫外线损伤内部组织。表皮属复层鳞状上皮，真皮则是致密结缔组织，有许多弹力纤维和胶原纤维，故有弹性和韧性。真皮比表皮厚，有丰富的血管和神经。皮肤下面有皮下组织，属疏松结缔组织，有大量脂肪细胞。皮肤还有毛发、汗腺、皮脂腺、指（趾）甲等许多附属物。

人体皮肤的主要作用就是保护、排泄、调节体温和感受外界刺激。

人体血液的作用

血液是在心脏和血管腔内循环流动的一种红色不透明的黏稠液体，由血浆和血细胞组成。血浆内含血浆蛋白（白蛋白、球蛋白、纤维蛋白原）、脂蛋白等各种营养成分以及无机盐、氧、激素、酶、抗体和细胞代谢产物等；血细胞有红细胞、白细胞和血小板。

成人的血液约占体重的十三分之一。ABO血型是人类的主要血型分类，可分为A型、B型、AB型及O型。血液储存着人体健康信息，很多疾病都需要验血。

血液的功能主要包含血细胞功能和血浆功能两部分，有运输、调节人体温度、防御、调节人体渗透压和酸碱平衡等功能。红细胞的主要功能是运进氧气、运出二氧化碳，白细胞的主要功能是杀灭细菌、抵御炎症、参与体内免疫发生过程，血小板主要在体内发挥止血功能，血浆的功能主要为营养、运输脂类、形成缓冲、维持渗透压、参与免疫和凝血等。

人体大脑的作用

人体大脑为神经系统的最高级部分，由左、右两个大脑半球组成，两半球之间有横行的神经纤维相连接。左侧半球在语词活动功能上有优势，右侧半球的优势则在于非语词认识功能方面。近年来的研究指出，大脑两半球具有功能不对称性，左侧半球也有一定的非语词性认识功能，右侧半球也有一定的语词活动功能。

　　人类大脑主要调节机体功能，包括运动、五官感能（感觉、视觉、听觉、嗅觉、味觉）、意识、精神、语言、学习、记忆和智能等高级神经活动功能。

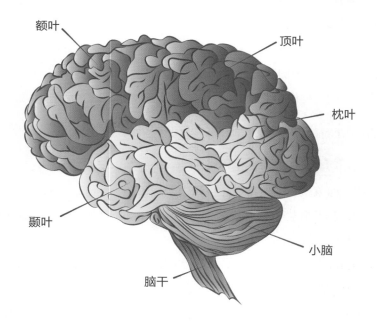

　　左右半脑从解剖结构上可分为额叶、顶叶、颞叶、枕叶、岛叶、边缘叶，不同脑叶有着不同的功能。

　　额叶：位于大脑半球的前部，主要控制个性、情感、计划行为，包括分辨是非、抽象思维等精神语言活动，以及参与对侧肢体随意运动的支配、姿势调节、共济运动的调节、书写等。

　　顶叶：主要与躯体感觉、运用及视觉性语言有关，参与复杂运动、劳动技巧、认识文字等。顶叶受到损害，会产生自身空间失认的精神性体像障碍，以及感觉障碍、失语症、失读、身体萎缩等症状。

颞叶：主要负责处理听觉信息，也关系着语言、记忆及精神活动等，有听觉中枢、嗅觉中枢、感觉性语言中枢等。颞叶前部还与记忆、联想和情感等高级神经活动有关。如果颞叶受损会出现癫痫、听觉障碍、记忆障碍等症状。

枕叶：为视觉皮质中枢，主要关系着人体的视觉功能，负责处理语言、动作感觉、抽象概念及视觉信息。枕叶受损主要发生视觉障碍，还会出现运动知觉障碍等症状。

岛叶：位于大脑外侧沟深部的脑叶，被顶、额、颞叶所覆盖。主要与内脏自主神经有关，刺激岛叶可引起内脏运动的改变，如唾液分泌、恶心、呃逆等。

边缘叶：主要负责高级神经、情感和内脏等活动。

人体衰老"女七男八"

《黄帝内经·素问·上古天真论》中曾记载了"男不过尽八八，女不过尽七七，而天地之精气皆竭矣"的人体生长衰老周期迹象。

其中提到："女子七岁，肾气盛，齿更发长；二七而天癸至，任脉通，太冲脉盛，月事以时下，故有子；三七，肾气平均，故真牙生而长极；四七，筋骨坚，发长极，身体盛壮；五七，阳明脉衰，面始焦，发始堕；六七，三阳脉衰于上，面皆焦，发始白；七七，任脉虚，太冲脉衰少，天癸竭，地道不通，故形坏而无子也。"

上述意思是：女子长到七岁后，肾气开始盛旺，乳齿也逐渐更换，头发日渐浓密。十四岁时，天癸（即女子的元阴）产生，任脉通畅，太冲脉旺盛，月经按时来潮，已经具备了生育子女的能力。二十一岁时，肾气充满，真牙生出，恒牙长满。二十八岁时，筋骨强健，头发的生长达到茂盛期，此时身体最为强壮。三十五岁时，阳明经脉气血日渐衰弱，面部也开始变得憔悴，头发逐渐开始脱落。四十二岁时，三阳经脉气血衰弱，面部更加憔悴无华，头发也开始变白。四十九岁时，任脉气血虚弱，太冲脉的气血不足，天癸逐渐枯竭，月经已断，这时候女子形体日益衰老，丧失生育能力。

"丈夫八岁，肾气实，发长齿更； 二八，肾气盛，天癸至，精气溢泻，阴阳和，故能有子；三八，肾气平均，筋骨劲强，故真牙生而长极；四八，筋骨隆盛，肌肉满壮；五八，肾气衰，发堕齿槁；六八，阳气衰竭于上，面焦，发鬓斑白；七八，肝气衰，筋不能动，天癸竭，精少，肾藏衰，形体皆极；八八，则齿发去。肾者主水，受五脏六腑之精而藏之，故五脏盛，乃能泻。今五脏皆衰，筋骨皆堕，天癸尽矣。故发鬓白，身体重，行步不正，而无子耳。"

上述意思是：男子长到八岁，肾气开始充实，头发茂盛，开启更换乳齿。十六岁时，肾气旺盛，天癸（即男子的元阳）形成，精气满溢而能外泻，两性阴阳交合，就可以生育子女了。二十四岁时，肾气平和充满，筋骨强健，真牙生长、长满，身体发育达到完全成熟极限（也不再长高了）。三十二岁时，筋骨丰隆粗壮，肌肉充实健壮。四十岁时，肾气开始衰退，头发脱落，牙齿干枯。四十八岁时，上体阳气逐渐衰竭，面部开始憔悴，发鬓出现花白。五十六岁时，肝脏之气日渐衰弱，筋脉消损，四肢运动缓慢无力，不能灵活自如。六十四岁

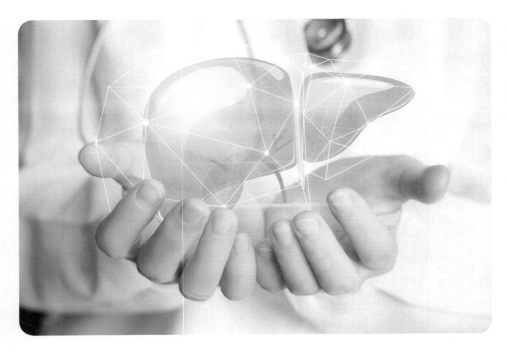

时，天癸枯竭，精气少，肾脏衰，牙齿头发脱落，形体衰疲。肾主水，接受五脏六腑的精气而加以贮藏，只有脏腑旺盛，肾脏才有精气排泄。现在五脏功能衰退，筋骨无力，天癸竭尽。所以发鬓变白，身体沉重，步伐不稳，也不能再生育子女了。

以上是《黄帝内经》中关于人体生长衰老周期"女七男八"的记载。女子生命衰老周期以"七"为倍数，每7年体现一次大变化；而男子生命衰老周期以"八"为倍数，每8年体现一次生长变化。

关于"女七男八"的这些关键生命周期，相信很多人也深有体会，尤其到了最后的两个年龄段，是引发疾病、健康受损的关键期，更应注意保养身体。

人体九大系统及高发病

人体是由细胞构成的，细胞构成了组织，组织构成了器官，器官构成了系统，系统构成了人体。人体由九大系统组成，包括运动系统、消化系统、呼吸系统、泌尿系统、生殖系统、内分泌系统、免疫系统、神经系统和循环系统。

运动系统

运动系统由骨、骨连结和骨骼肌组成。骨以不同形式（关节等）连结在一起构成骨骼，主要起到支撑体重、保护内脏和维持人体基本形态的作用。骨骼肌附着于骨，在神经系统支配下收缩和舒张，收缩时，以关节为支点牵引骨改变位置，从而产生运动。骨和关节是运动系统的被动部分，骨骼肌是运动系统的主动部分。

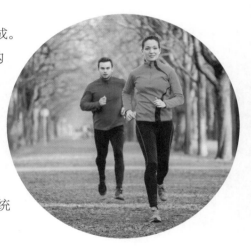

● 主要功能

运动——简单的人体移位和语言、书写等高级活动。

支持——构成人体基本形态，维持各种体位和姿势。

保护——保护内脏，形成颅腔、胸腔、腹腔等。

● 高发病

运动系统高发病多与运动和骨骼有关，主要包括肩周炎、生长痛、骨质增生、佝偻病、软骨病、骨质疏松、骨折、骨坏死等疾病。

消化系统

消化系统由消化道和消化腺两大部分组成。消化道指从口腔到肛门的管道，可分为口、咽、食管、胃、小肠（十二指肠、空肠、回肠）、大肠（盲肠、阑尾、结肠、直肠和肛管）。

● 主要功能

小肠是消化食物和吸收营养物质的主要场所，有肠液、胰液和胆汁等多种消化液，内壁有小肠绒毛，增大了消化和吸收的面积，长度影响着小肠绒毛多少，进而影响人体对营养的消化和吸收。

人体共有5个消化腺，包括唾液腺、胰腺、肝脏、胃腺和肠腺，主要功能为摄取、转运、消化食物和吸收营养、排泄废物。

- 唾液腺：主要分泌唾液、唾液淀粉酶，将淀粉初步分解成麦芽糖；

- 胃腺：主要分泌胃液，将蛋白质初步分解成多肽；

- 肝脏：主要分泌胆汁，储存在胆囊中，将大分子的脂肪初步分解成小分子的脂肪，称为物理消化，是最大的消化腺；

- 胰腺：主要分泌胰液，胰液是对糖类、脂肪、蛋白质都有消化作用的消化液；

- 肠腺：主要分泌肠液，将麦芽糖分解成葡萄糖、多肽分解成氨基酸、小分子的脂肪分解成甘油和脂肪酸。

● 高发病

消化系统高发病有肝胆疾病（胆结石、脂肪肝、肝炎、肝硬化）、胃酸过多、消化道溃疡、慢性肠胃炎、腹泻、痔疮等。

呼吸系统

呼吸系统是人体与外界环境间进行气体交换的器官系统，由呼吸道、肺血管、肺和呼吸肌组成。鼻、咽、喉通常称为"上呼吸道"，气管和各级支气管称为"下呼吸道"。肺由实质组织（支气管树和肺泡）和间质（结缔组织、血管、淋巴管和神经等）组成。

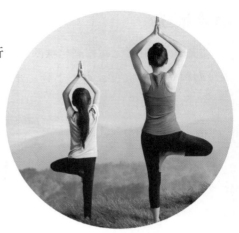

● 主要功能

与外界进行气体交换，吸入氧气，呼出二氧化碳和水蒸气，进行新陈代谢。

● 高发病

呼吸系统高发病有肺部疾病（婴幼儿肺炎、肺心病、肺结核）、支气管痉挛、呼吸衰竭（呼吸性碱中毒、呼吸性酸中毒）等。

泌尿系统

泌尿系统由肾脏、输尿管、膀胱和尿道组成。肾产生尿液，输尿管将尿液输送至膀胱，膀胱为储存尿液的器官，尿液经尿道最后排出体外。

● 主要功能

排出机体新陈代谢中产生的废物和多余的液体，保持机体内环境的平衡和稳定。

● 高发病

泌尿系统常见的疾病有肾病（肾盂肾炎、急性肾炎、慢性肾炎、急性肾衰竭、慢性肾衰竭）、泌尿系统结石（输尿管结石、肾结石、膀胱结石）等。

生殖系统

生殖系统是繁殖后代和形成并保持第二性征的系统。男女性生殖系统均包括内生殖器和外生殖器两部分，内生殖器由生殖腺、生殖管道和附属腺组成，外生殖器以两性交配的器官为主。

男性生殖系统主要由阴茎、睾丸、附睾、阴囊、前列腺、精液、尿道球腺等组成；女性生殖系统主要由阴蒂、阴道、阴唇、子宫、输卵管、卵巢、前庭小腺、前庭大腺等组成。

● 主要功能

- 产生生殖细胞、繁殖新个体；
- 分泌性激素和维持第二性征。

● 高发病

生殖系统常见的疾病有遗精、阳痿、早泄、前列腺炎、围绝经期综合征、不孕症、痛经、月经不调、阴道炎等。

内分泌系统

内分泌系统是神经系统以外的另一重要调节系统，可分为两大类：

一是在形态结构上独立存在的肉眼可见腺体，即内分泌腺，如垂体、松果体、甲状腺、甲状旁腺、胸腺及肾上腺等。其中，甲状腺是人体最大的内分泌腺，能促进人体的生长发育和新陈代谢，提高神经系统的兴奋性。

二为分散存在于其他器官组织中的内分泌细胞团，即内分泌组织，如胰腺内的胰岛、睾丸内的间质细胞、卵巢内的卵泡细胞及黄体细胞。

● 主要功能

主要功能是传递信息，参与调节机体新陈代谢、生长发育和生殖活动，维持机体内环境的稳定。部分内分泌腺及组织对人类性活动的影响较大，如性腺（卵巢和睾丸）分泌的性激素，是人类性活动的物质基础。

● **高发病**

内分泌系统常见的疾病有肥胖症、糖尿病、甲状旁腺疾病、甲状腺疾病（甲亢、甲减）、库欣综合征等。

免疫系统

免疫系统是机体执行免疫应答及免疫功能的重要系统，主要分为固有免疫和适应免疫，其中适应免疫又分为体液免疫和细胞免疫。

该系统由免疫器官、免疫细胞、免疫分子组成。其中，脾脏是人体最大的免疫器官，占全身淋巴组织总量的25%，含有大量的淋巴细胞和巨噬细胞，是机体细胞免疫和体液免疫的中心。

免疫器官包括骨髓、胸腺、脾脏、淋巴结、扁桃体、小肠集合淋巴结、阑尾、胸腺等。

免疫细胞包括淋巴细胞、单核吞噬细胞、中性粒细胞、嗜碱粒细胞、嗜酸粒细胞、肥大细胞、血小板（因为血小板里有IgG）等。

免疫分子包括抗体、免疫球蛋白、干扰素、白细胞介素、肿瘤坏死因子等细胞因子。

● **主要功能**

免疫系统能发现并清除异物、外来病原微生物等引起内环境波动的因素，是人体抵御病原菌侵犯最重要的保卫系统。

但免疫系统功能的亢进也会对自身器官或组织产生伤害。

● **高发病**

免疫系统常见的疾病有过敏性疾病、风湿性关节炎、艾滋病、系统性红斑狼疮等。

神经系统

神经系统是机体内对生理功能活动的调节起主导作用的系统，是人体各系统中结构和功能最复杂的调节系统。其主要由神经组织组成，包括中枢神经系统和周围神经系统两大部分。中枢神经系统分为脑和脊髓，周围神经系统包括脑神经和脊神经。

● 主要功能

神经系统控制和调节其他系统的活动，维持机体内、外环境的平衡。

● 高发病

神经系统常见的疾病有智力障碍、神经衰弱、多动症、阿尔茨海默病等。

循环系统

循环系统是生物体的细胞外液（包括血浆、淋巴和组织液）及其借以循环流动的管道组成的系统。循环系统包括心血管系统和淋巴系统。

● 主要功能

循环系统是生物体内的运输系统。

- 将消化道吸收的营养物质和由肺吸进的氧输送到各组织器官；
- 将各组织器官的代谢产物通过同样的途径输入血液，经肺、肾排出；
- 输送热量到身体各部以保持体温；
- 输送激素到靶器官以调节其功能。

● 高发病

循环系统常见的疾病有高血压病、高脂血症、冠心病、脑卒中（出血性、缺血性）等。

五脏六腑及养护指南

心

《黄帝内经》中有言："心者，五脏六腑之大主也。……故悲哀愁忧则心动，心动则五脏六腑皆摇。"心脏不仅主宰着全身关窍、经络、脏腑、形体等部位的生理活动，而且控制着意识、思维、精神及情志等心理活动。所有的喜、怒、哀、乐等精神情绪也会牵动心神，因此心神不安、忧思忧虑都会影响五脏六腑。

"心，其华在面。"心为阳脏，主阳气，头面部血脉丰富。看一个人心脏的好坏，观脸即可。心气旺盛的人脸色看上去比较红润有光泽，若心气不足，则面色就会显得苍白、没精神。一个人的心脏出了问题，就会出现胸痛、心悸、气促、乏力、头晕目眩，甚至晕厥、猝死等严重后果，所以平时要保养好自己的心脏。

● 养护指南

心区定位：手部第四、五掌关节之间，掌面凹陷处，即掌内无名指和小指指根处带状区域。

心包区定位：第三掌骨的中间区域，即掌心处。

郄门穴定位：前臂掌侧，当曲泽与大陵的连线上，腕横纹上5寸。

按摩心包区可缓解紧张情绪、保健心脏；按摩心区可促使经络气血通畅、保健心脏；按摩郄门穴可宁心理气、宽胸止血，主治心痛、心悸、胸闷等病症，配合按摩内关穴，可改善心肌供血。日常按摩护养，还可预防和缓解冠心病、心绞痛、心悸、胸闷、高血压、低血压等病症。

● 养护方法

- 按摩心包区，用另一只手用力揉搓按摩，两只手不断互相刺激，持续 1~3 分钟。
- 按摩心区，用右手拇指反复搓压，持续 1~3 分钟。
- 用指腹或指尖用力按压郄门穴，再用腕力往内旋转按压，持续 1~3 分钟。

肝

肝通过经络相互联属，与胆互为表里关系。肝脏制造了消化系统中的胆汁，大部分肝脏疾病都伴有黄疸症状，因肝脏受损无法将胆红素排出。肝还开窍于目，主疏泄、藏血，具有调节血液、疏通气机的功能。

患肝脏疾病者，临床上多表现为肝大、腹水、黄疸、胆汁瘀积、门静脉高压、肝性脑病和肝衰竭等。

● 养护指南

应重视日常生活中的肝脏保养和预防，规律作息，少熬夜，饮食科学均衡，适当运动，戒烟酒，定期做身体检查。饮食方面，少食辛辣、肥甘厚腻，多食高蛋白、低脂肪，以及蔬菜、水果等多纤维食物。

● 饮食养护

陈苓泽泻浴

药材：茵陈30克，茯苓、泽泻各15克，猪苓、白术各9克，川金钱草60克，藿香9克。

功效：利湿退黄（黄疸）。适用于身面俱黄、湿邪较重者。

方法：将全部药材加水煮30分钟，待水温适合时坐浴或者进行全身泡浴，每日1次，每次30分钟左右。

脾胃

脾与胃互为表里关系，脾胃维持着人体气、血、津液的生化，进而维持人体的生命活动，称为"后天之本"。

脾主运化功能，消化吸收人体饮食、运化水液等，并将物质运输到全身各处。脾运化功能强盛，人体才能得到滋润和营养，气血充盈；若脾运化功能减弱，会因脾气不能上升而致呕吐、食欲不佳、腹胀、消瘦倦怠、疲乏无力、眩晕、气血不足等。

● 养护指南

脾虚者应注意合理饮食，少食辛辣、性寒生冷、肥甘厚腻的食物，少吃快餐，多食有助于脾胃消化的食物，如高蛋白的鱼类、谷物等。

不合理、不规律的饮食也会增大胃的负担，导致肠胃消化功能下降，胃酸分泌紊乱。平时要建立健康的饮食习惯，保证一日三餐定时定量，不要饥一顿饱一顿，吃饭时应细嚼慢咽。保持心情平和，不宜过度劳累。

● 按摩养护

按揉脾俞：将食指、中指并拢，两指指腹放于脾俞穴上，环形按揉2分钟。

按揉胃俞：将食指、中指并拢，两指指腹放于胃俞穴上，环形按揉3分钟。

拿按足三里：拇指与食指、中指、无名指三指相对成钳形，将拇指指腹放于足三里穴上，用力拿按2分钟。

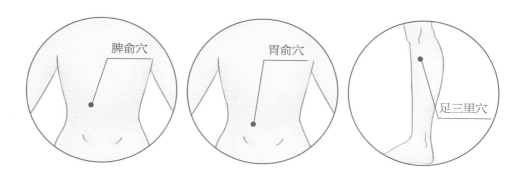

肺

《素问·五藏生成》曰："诸气者，皆属于肺。"肺主气，同时还负责人体内外气体更换，吸入新鲜空气，排出体内浊气，从而保证身体的新陈代谢功能。肺还有调节各脏腑之气和疏通体内水液通道的功能。

肺通过口鼻与外界相通，容易被邪气侵袭，进而引起咳嗽、发热、鼻塞等不适症状。肺功能失调，会出现胸闷气短、哮喘等呼吸异常症状。肺部疾病属呼吸系统疾病，常见疾病包括气管炎、肺炎、肺结核、哮喘、气胸、肺气肿、呼吸衰竭、肺脓肿、肺癌等。

● 养护指南

应避免长期待在污染严重、人多、空气质量差的地方，戒烟、改善饮食习惯，少食辛辣、肥甘厚腻食物。坚持运动，提高免疫力，在感冒、肺炎、呼吸道等疾病高发期要做好自我防护，避免交叉感染。

● 按摩养护

两手的食指、中指并拢，用指腹对准中府穴，以揉法按摩1～3分钟，至感觉酸痛闷胀为宜。每天早晚各按摩1次。

中府穴是肺经大穴，可调理肺经脉内息，提升

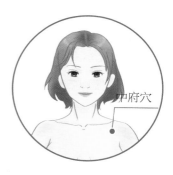

肺、脾、胃之气，疏通上焦瘀积之气，主治胸闷气短、支气管炎、肺炎、咳嗽、哮喘、肩周炎等病症。

中府穴配定喘穴、内关穴，治疗哮喘；配少冲穴，可治疗心痛、胸痛；配肺俞穴，主治外感咳嗽；配复溜穴，可生津润燥，主治肺燥热咳嗽。

肾

肾是阴脏，藏先天之精，为脏腑阴阳之本，也是生命之源，被称为"先天之本"。肾气上通于耳，下通于阴，与膀胱形成表里关系。肾"主藏精，主水，主纳气"，将人体内的代谢产物及某些废物、毒素生成尿液并排出体外，同时重新吸收过滤后的水分及其他有用物质（如葡萄糖、蛋白质等），用以调节水、电解质平衡，进而维持人体内的酸碱平衡。与肝的疏泄功能相反，肾主要是防止精、血、气以及津液因过量排泄而亡失。

肾脏疾病一般包括水肿、高血压、多尿、尿频、尿少或无尿、血尿、尿中泡沫增多、腰酸痛等。

● 养护指南

多食黑豆、木耳、黑芝麻、山药、海带等食物，少食咸味食物，避免久站久坐，多运动，锻炼下半身，保持腰腿部血液流畅，并要注意保暖。

● 按摩养护

把要按摩的脚放在另一条腿的膝盖上。一只手扶住膝盖，另一只手握住脚踝，用拇指指腹从上往下推按太溪穴1~3分钟，换另一侧穴位按同样方法按摩。以出现胀痛感为度，每天早晚各按摩1次。

太溪穴是肾经的原穴，经常按揉可滋阴益肾、壮阳强腰，提升人体正气，强身健体，抗病御邪；可主治各种肾虚病症，如耳鸣、耳聋、遗精、阳痿、月经不调、下肢厥冷等。

胆

胆与肝相连，受肝掌管，肝气合于胆。肝和胆又有经脉相互络属，互为表里。胆的主要功能为储存和排泄胆汁，并参与食物消化。胆、肝均有疏泄功能，且能调节制约各脏腑。

胆功能失调可导致人体吸收障碍及消化不良。胆腑疾病一般多为口苦、呕吐黄绿苦水、心不安定。胆汁排泄不畅，会影响人体消化功能，使人产生食欲不振、厌食油腻、腹胀、大便秘结或腹泻等病症；胆汁上逆，可见口苦、恶心、呕吐黄绿苦水等症状；胆汁外溢，肌肤则可发生黄疸；如果病邪先入肝，会将邪气传到胆腑，咳嗽不止，进而呕吐胆汁。

● 养护指南

应少食芥末、辣椒、咖喱、胡椒等辛辣调味以及肥甘厚腻等食物，坚持清淡饮食，少熬夜，保持心情愉悦，适当运动。

● 艾灸养护

温和灸阳陵泉：用艾条温和灸法灸治阳陵泉15分钟。

温和灸足三里：用艾条温和灸法灸治足三里15分钟。

温和灸胆俞：将燃着的艾灸盒置于胆俞上灸治15分钟，至局部皮肤潮红为止。

灸治阳陵泉能疏肝利胆、舒筋活络；灸治足三里能生发胃气、燥化脾湿；灸治胆俞可散胆腑之热，安定心神。三穴配伍，共奏疏肝利胆之功。

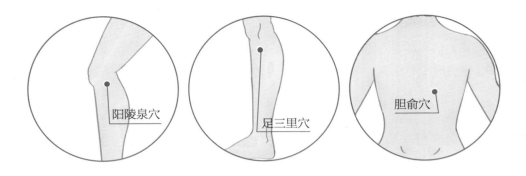

肠

肠分为小肠和大肠，小肠分为十二指肠、空肠和回肠，大肠分为盲肠、阑尾、结肠、直肠、肛管。

小肠是食物消化吸收的主要场所，属于受盛之腑，主要功能是受盛、化物和泌别清浊。小肠和脾共同将食物化为精微物质，再经脾将营养疏贯全身。若小肠的受盛和化物功能受损，就会造成人体消化吸收障碍，从而导致消化不良。小肠起病隐匿，常见症状有腹胀、腹泻、腹痛、腹部包块、发热、出血、贫血、消瘦、梗阻等。

大肠主要有传化糟粕与主津等生理机能。小肠将食物消化后留下来的残渣向下输送到大肠，大肠进一步传化，形成粪便排出体外。传导糟粕时，大肠还会吸收其中部分水分，即"主津"。若大肠传导糟粕功能失常，就会导致排便异常，出现便秘、腹胀等不适症状；若大肠主津功能受损，会导致肠鸣、腹痛、腹泻等病症。大肠的传导功能与肺、脾、胃、肾等脏腑有很大关联，若其他脏腑出现病变，大肠的传导功能也会失常。肠道疾病一般包括急慢性阑尾炎、结肠炎、盲肠炎、十二指肠溃疡、胃肠道功能紊乱等。

● 养护指南

小肠护养应多食肉类、鱼类、禽蛋、大豆制品等高蛋白质和胆碱含量高的食物，以及蔬菜、水果、脱脂牛奶、豆浆等脂肪含量低的食物。少食生冷坚硬、辛辣的食物。

肠道日常保养时应多饮水，减少肠道毒素吸收，少食辛辣、肥甘厚腻等食物，多食新鲜水果、蔬菜及谷物，如胡萝卜、葡萄、糙米、木耳、无花果等润肠排毒的食物。

● 按摩养护

按揉足三里穴：用拇指或食指、中指按揉足三里穴1~3分钟，揉动缓慢，按压沉稳，以出现酸、胀、痛、麻的感觉为宜。每天早晚或难受时按摩1~3次。

按揉天枢穴：食指和中指并拢置于穴位上，用力向下按揉1~3分钟，以出现酸痛感为宜。每天早晚或腹胀难受时按摩1~3次。

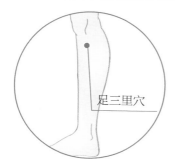 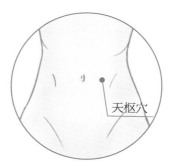

足三里穴能调理腹部上、中、下三个部位的病症，是养生保健的一个重要穴位，具有调理脾胃、补中益气、通经活络的作用。

天枢穴是大肠之募穴，如果大肠功能出现问题，天枢穴就会感觉疼痛，可治疗便秘、腹泻、腹胀、腹痛等肠道疾病。

膀胱

膀胱的作用就是储存尿液，维持人体水液代谢平衡，其运行功能跟肾有很大关系。膀胱向上与肾相通，向下通过尿道与外界连通。

人体内水液代谢后，一部分经过肾的气化作用形成尿液，输送到膀胱。只有肾气化功能正常，膀胱功能才能正常运作。膀胱疾病一般包括膀胱炎、膀胱结核、膀胱肿瘤、膀胱癌等。膀胱气化不利，就会出现小便不通、小便失禁。若膀胱发胀，则小腹会有饱胀感，说明气体阻塞。若肾先不适，后传给膀胱，则一咳就会感觉有小便。

● 养护指南

应多喝水、及时排尿、不要憋尿。通过锻炼括约肌、腹肌，增加盆底肌肉以及腹肌的收缩能力。要均衡饮食，忌暴饮暴食，少食辛辣等刺激性的食物，多吃富含维生素的水果蔬菜。

● 按摩养护

按摩关元俞穴：双手握拳绕到腰部，用指节背按揉穴位1~3分钟，以出现酸、胀、痛感为度。每天早晚各按摩1次。

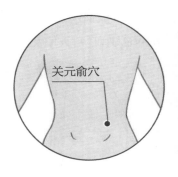

关元俞穴具有培补元气、调理下焦的功效，能治疗膀胱炎、腰痛、腹泻、阳痿、痛经等病症。

三焦

三焦包含胸腔和腹腔，是躯干上焦、中焦和下焦的合称。《黄帝内经》中称"上焦如雾，中焦如沤，下焦如渎"。上焦是指膈以上的内脏器官，如心、肺，主要功能是"开发宣化"，通过心肺将食物的精气散布于全身各处；中焦指膈以下至脐的内脏器官，如脾、胃、肝、胆等内脏，主要功能为腐熟运化食物，是气血生化的源泉；下焦为脐以下的内脏器官，包括肾、大肠、小肠、膀胱，主要功能是分别清浊，将糟粕和尿液排出体外。

三焦与心包互为表里，主要功能是通行元气、运行水谷、运行水液。如果三焦生了病，就会出现腹部肿胀、小肚子坚硬、小便不利或急迫、水肿等。

上焦病症，一般因温热病邪，口鼻通于肺，而出现肺卫受邪症状。若从肺卫传入心包，会出现邪陷心包症候，如高血压、高血脂、风湿骨病、颈椎病等。

中焦病症，一般因温病顺传到中焦，而出现脾胃之症，如腰肌劳损、腰部酸痛、椎间盘突出、女性产后风、便秘等。

下焦病症，一般因温邪深入下焦，出现肝肾阴伤之症，如肾虚、前列腺炎、更年期综合征、妇科炎症等。

● 养护指南

日常保养应多食易消化的谷物，晚上9~11点是三焦运行时段，注意避免情绪波动，可以拍打三焦经，促进三焦经畅通。

● 按摩养护

按揉肩髎穴：屈肘抬臂，与肩同高，另一只手的中指置于穴位之上，用指腹垂直按摩1~3分钟，以出现酸、麻、痛、胀为度。换另一侧穴位进行按摩。每天早晚各按摩1次。

肩髎指三焦经经气在此化雨冷降归于地部，具有疏经活络、通利关节、清热祛风的作用，可治疗上肢麻、痛、凉，外感风邪，肩周炎，乳腺炎等疾病。

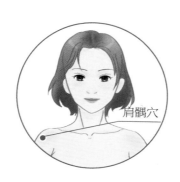

肩髎穴

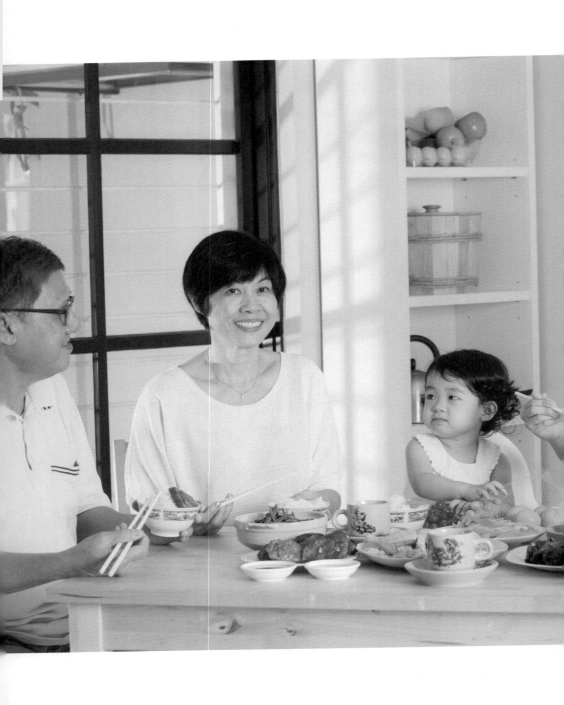

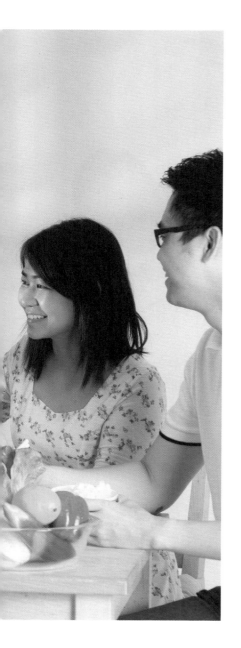

小病小痛家庭自我诊疗

　　俗话说"病来如山倒，病去如抽丝"，有个小病小痛是日常生活中不可避免的，但是再小的疾病也会给人带来心理或身体上的不适。其实，生病并不可怕，可怕的是我们不能正确对待疾病。本章针对一些生活常见病，告诉你原因、症状，以及如何进行简单的家庭自我诊疗，不焦虑、放平心态，轻松做到有病治疗、未病预防。

感冒

● 主要原因和症状

感冒西医又称上呼吸道感染。一般起病较急，主要表现为鼻部症状，如咳嗽、鼻塞、流清水样鼻涕，也可表现为咳嗽、咽干、咽痒或烧灼感。数天后开始出现咽痛、呼吸不畅、声音嘶哑、少量咳嗽且伴有胸痛。

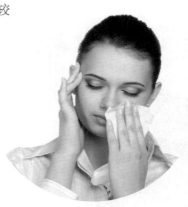

一般感冒并无发热或全身症状，一两周内可自行痊愈。但若治疗不及时，或长期未愈，可能有鼻炎、扁桃体炎、气管炎、肾炎、肺炎等并发症。

感冒的高发原因除了病毒、细菌感染外，还与自身免疫力、环境等多种因素有关，比如中老年体弱、幼儿等免疫功能低下人群，贫血，维生素A、维生素D缺乏等，淋雨、受凉、气候突变、过度疲劳，以及环境污染、人群拥挤等。

中医上认为，感冒多因湿邪、风邪、热邪入侵所致，又分为风寒感冒、风热感冒等。

● 分类诊疗

※ 风寒感冒

主要表现为恶寒重、发热轻、无汗、浑身酸痛、鼻塞涕清、痰白质稀、口不渴、苔薄白。

按摩疗法

功效：宣肺通窍，缓解鼻塞。

按摩方法：用双手食指指腹点按两侧迎香穴100次，以局部有酸痛感为度。

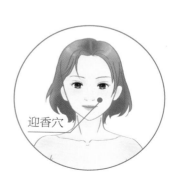

迎香穴

※ 风热感冒

主要表现为发热重、微恶风、头胀痛、有汗、咽喉红肿疼痛、鼻塞涕浊、痰黄质黏稠、口渴喜饮、舌尖边红。

（金银薄荷茶）**降火消暑、疏风散热**

原料：金银花、薄荷、淡竹叶、决明子、菊花各2克，冰糖2克

 做法：

往杯中倒入开水，温杯后弃水不用。将金银花、薄荷、淡竹叶、决明子、菊花一起放入杯中，倒入适量开水刚好没过茶材。轻摇茶杯，将第一次茶水倒出，再倒入适量开水，加入冰糖泡5分钟后即可饮用。

—— 金银花 ——

—— 薄荷 ——

※ 暑湿感冒

主要表现为身热不扬、微恶风寒、汗出热不解、头身困重、胸脘痞满、口干不欲饮、心烦、小便短赤、苔黄腻。

刮痧疗法

功效：疏通经络，祛湿除寒。

刮痧方法：找到风池穴、大椎穴、风门穴、肺俞穴，抹上经络油，用刮痧板从上往下反复刮拭，直至皮肤出现痧痕为止。

● 预防措施

- 多休息，保证充足睡眠，每天热水泡脚 15 分钟。
- 饮食清淡，多喝白开水，少吃油腻、煎炸、生冷饮食。
- 严重时遵医嘱，按时服药，勿滥用抗生素。
- 流感高发季节少去人员密集的公共场所，防止交叉感染。
- 平时多注意卫生习惯，勤洗手，保持环境清洁和通风。
- 体质弱者还应加强体育锻炼，提高免疫力。

咳嗽

● 主要原因和症状

咳嗽是呼吸系统疾病的常见症状之一，主要包括：干咳无痰、咳嗽痰黄，有的伴有咽痒痛、喉中鸣响，进而引发哮喘等。导致咳嗽的原因有很多，包括上呼吸道感染、支气管炎、肺炎、喉炎等。

如果咳嗽不停，可由急性转为慢性，发展为胸闷、咽痒、喘气等，还会影响肺部。若长期咳嗽不好，要及时就医。

中医认为，咳嗽多由阴寒内生、肺失清肃、情志失和、饮食不当等原因所致。

● 分类诊疗

※ 风寒咳嗽

主要表现有咳嗽声重、头痛身热、喘急、鼻塞涕清、痰稀薄色白，舌苔薄白。多发于冬春两季，治疗以疏风散寒、宣肺止咳为主。

艾灸疗法

功效：疏风解表、宣肺止咳。

做法：将燃着的艾灸盒分别放于天突穴、神门穴、列缺穴、丰隆穴上，以温和灸法灸10～15分钟，至局部皮肤潮红为止。

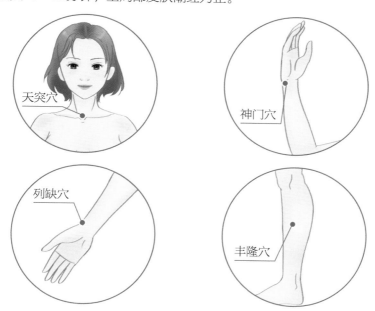

※ 风热咳嗽

主要表现为咳嗽频繁、鼻塞涕浊，咯痰不爽，痰色黄且质黏稠，常伴发热出汗，咽痛，舌质偏红。以夏秋两季较多见，治疗以疏风清热、宣肺止咳为主。

雪梨川贝无花果瘦肉汤 滋阴润肺、清热化痰

原料：雪梨130克，无花果15克，杏仁、川贝各10克，陈皮5克，瘦肉块300克，高汤适量，盐3克

 做法：

将原料洗净，雪梨去皮去核，切块，陈皮刮去白色部分，瘦肉氽水捞出。砂锅中注入高汤烧开，倒入全部食材，大火煮约20分钟，转至小火慢炖1～2小时至食材熟透。加入少许盐，搅拌均匀至食材入味即可。

—— 雪梨 ——

—— 川贝 ——

● 预防措施

- 气温突变时，应及时增减衣服，防止过冷或过热。
- 体质弱者还应加强体育锻炼，提高免疫力。
- 流感高发季节少去人员密集的公共场所，防止交叉感染。
- 平时多注意卫生习惯，勤洗手，保持环境清洁和通风。
- 饮食清淡，多喝白开水，少吃油腻、煎炸食物，多吃润肺的食物。
- 如果咳嗽与过敏物有关，尽量避免接触过敏原。
- 咳嗽超过两周不见好转，尤其中老年人群、儿童，要及时就医。

口臭

● 主要原因和症状

口臭指从口腔或其他充满空气的空腔中散发出的臭气，常伴有牙龈肿痛、便秘、胃痛、消化不良、烦躁等症状，严重影响着人们的社会交往和心理健康。

引起口臭的原因有很多，口腔局部疾患是主要原因，某些严重的系统性疾病也会导致口腔异常。

中医认为，肠胃积热、过度熬夜、消化不良、便秘、嗜好烟酒等均可引发口臭。不同原因所致的口臭气味不一，如口出酸臭气，多为胃有宿食；口出臭秽气，为胃热表现；口出腐臭气，多为内有溃烂疮疡。根据其臭气，可判断病症所在，有助于疾病的诊断和治疗。

● 分类诊疗

※ 肠腑积热型

主要表现为龈肉赤烂、疼痛，齿龈出血、脐腹胀满、口渴心烦、小便短赤、舌红苔黄。

 大黄绿茶蜜饮 清热泻火、凉血解毒

原料：大黄7克，绿茶叶5克，蜂蜜少许

做法：

原材料洗净。砂锅中清水烧开，放入大黄、绿茶叶，煮沸后用小火煮约10分钟。滤取茶汁，加入少许蜂蜜拌匀，趁热饮用即可。

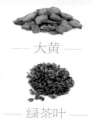
—— 大黄 ——
—— 绿茶叶 ——

※ 肺胃郁热型

主要表现有鼻干燥、咽红肿疼痛、流黄鼻涕、苔少舌红。

按摩疗法

功效：调补肺气，补虚清热。

按摩方法：将食、中指并紧，用指腹放于肺俞穴上进行环形按揉3～5分钟。

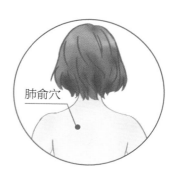
肺俞穴

● 预防措施

- 应时刻注意口腔卫生，早晚勤刷牙、饭后多漱口，最好经常进行舌面清洁。

- 可选用能有效抑制舌面微生物生长的漱口水进行局部抗菌。

- 戒除烟酒。烟草中含有尼古丁等有害物质，也会导致口臭。

- 有口腔及肠胃疾病者应及早治疗，以免引发口臭问题。

- 有口臭者应多吃富含纤维素的蔬菜和水果，少食辛辣刺激、肥甘厚味、气味浓烈的食物。

头痛

● 主要原因和症状

头痛也是常见疾病之一，有时候会单独发作，有时候可合并出现在多种急慢性疾病之中。常见表现有胀痛、闷痛、撕裂样痛、电击样疼痛、针刺样痛，部分伴有血管搏动感及头部紧箍感、恶心、呕吐、头晕等症状。

头痛病因繁多，神经痛、颅内感染或病变、脑血管疾病、头面部疾病、急性感染、中毒等均可导致头痛。中医认为，头痛多与外邪侵袭、情志失和、痰湿内生、肾精亏虚、气血两虚、脾胃虚弱等有关。

● 分类诊疗

※ 风热头痛

主要表现为头目胀痛、发热恶风、口渴咽痛、尿黄、舌苔黄。

按摩疗法

功效：疏风散热，利窍止痛。

按摩方法：用食、中指指腹按揉印堂穴1~3分钟。然后从列缺穴至曲池穴按揉3~5分钟。

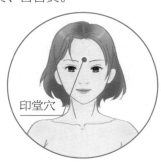

印堂穴

※ 风寒头痛

主要表现为有拘急收紧感、项背痛、恶风畏寒、口不渴、苔薄白。

艾灸疗法

功效：疏风散寒，利窍止痛。

艾灸方法：用艾条回旋灸法灸治百会穴10分钟，再以温和灸法灸治风门穴、外关穴10~15分钟，以局部感觉温热、舒适为宜。

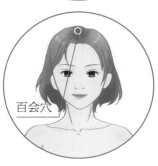

百会穴

● 预防措施

- 平时应注意劳逸结合，作息规律，少熬夜。

- 保持情绪稳定，学会调整精神状态，避免精神紧张、焦虑。

- 头痛患者应减少摄入巧克力、乳酪、酒、咖啡、茶叶等易诱发疼痛的食物。

- 饮食清淡，少食辛辣刺激、生冷食物，头痛发作期应禁食火腿、干奶酪、保存过久的食物。

慢性咽炎

● 主要原因和症状

慢性咽炎为咽黏膜、黏膜下及淋巴组织的慢性炎症，一般多由急性咽炎反复发作，或扁桃体、口腔及鼻腔等邻近器官的慢性感染刺激所引起。主要表现为咽部不适、异物、发痒、灼热、干燥和堵塞等感觉，有刺激性咳嗽，咽反射敏感，易作呕。过度用嗓的成年人是高发人群。

发病原因多与过敏、上呼吸道病变、胃食管反流、慢性支气管炎、支气管哮喘、烟酒刺激、生活不规律、长期用嗓过度等因素有关。中医认为，本病与肺肾阴虚、气滞血瘀有密切关系。

● 分类诊疗

※ 阴虚火旺

主要表现为咽部不适、有异物感、黏痰量少，伴有午后烦热、腰膝酸软、舌质红。

清热凉血、生津止咳

原料： 罗汉果40克，桂圆肉30克，白糖适量

做法：

原料洗净。砂锅中注清水烧开，倒入食材，用小火煮20

—— 罗汉果 ——

分钟。放入适量白糖，拌匀，代茶饮。

※ 阴虚津枯

主要表现为咽干痒、灼热燥痛，饮水后痛可暂缓，异物感明显，夜间多梦，耳鸣眼花，舌质红、少津。

按摩疗法

功效：散风化痰、清肺利咽。

按摩方法：用拇指指腹先后按揉两侧少商穴各1~3分钟，再按揉鱼际穴1~3分钟，最后按揉列缺穴2~3分钟。

少商穴

● 预防措施

- 用嗓多的人要注意勤喝水，防受凉，预防感冒。
- 发生呼吸系统疾病感染时，要及时治疗。
- 防止长期在烟熏及干热环境中工作。
- 忌酒、烟及辛辣刺激食物，忌海鲜及生冷食品，少食熏烤食物。
- 注意休息，适当锻炼身体，增强抵抗力。
- 冬季干燥时，可使用加湿器，保持室内湿度。
- 粉尘过敏者出门戴好口罩，做好对粉尘、烟雾的防护措施。

阴道炎

● 主要原因和症状

阴道炎是女性中较为常见的妇科疾病，是不同病因引起的多种阴道黏膜炎性疾病的总称。

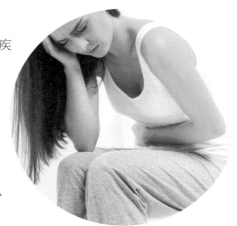

其可分为老年性阴道炎、霉菌性阴道炎、滴虫性阴道炎、婴幼儿阴道炎、细菌性阴道炎、淋病性阴道炎、阴道嗜血杆菌性阴道炎、阿米巴性阴道炎、气肿性阴道炎和非特异性阴道炎。

阴道炎多由于淋病双球菌、滴虫、霉菌等病原微生物感染而引发，主要表现为白带性状改变、外阴瘙痒灼痛、尿急、尿痛、性交痛、坐卧不宁等症状。

● 分类诊疗

阴道炎大多采用抗生素及抗真菌治疗。

细菌性阴道炎可选用抗厌氧菌药物。

念珠菌性阴道炎的治疗除用药外，还需消除诱因。

滴虫性阴道炎有局部用药治疗和全身用药治疗，患者性伴侣需同时接受治疗，在病症治愈前应避免性生活。

老年性阴道炎的治疗可使用抗生素抑制细菌生长，也可针对病因使用雌激素制剂，以增强阴道抵抗力。

※ 细菌性阴道炎

阴道分泌物质地稀薄，分泌量增加，带有鱼腥臭味，可伴有轻度外阴瘙痒或烧灼感，性生活后症状加重。

补益脾肾、固涩止带

原料：乌鸡1只，莲子肉30克，糯米15克，白果10枚，胡椒少许

—— 乌鸡 ——

🍲 **做法：**

将原材料洗净，处理好。将白果、莲子肉、糯米、胡椒装入鸡腹腔内，封口后，放至炖盅内并加盖，隔水用文火炖2~3小时，至鸡熟烂，调味即可食用。

—— 莲子 ——

※ 滴虫性阴道炎

阴道分泌物增多，为灰黄色或黄白色泡沫稀薄白带。伴外阴瘙痒，间或出现灼热、疼痛、性交痛。

 清热利湿

原料：秦皮12克，乌梅30克

🍲 **做法：**

将上二味加适量水煎煮，去渣取汁，临服用时加白糖适量。每日2次，早、晚空腹服，每日1剂，连服5日。

—— 乌梅 ——

● 预防措施

- 无炎症不使用阴道洗液，避免破坏阴道的酸碱环境，日常清洁使用清水即可。

- 不要无节制地服用避孕药，雌激素会促进霉菌生成菌丝，破坏阴道内组织，容易得霉菌性阴道炎。

- 内裤等贴身衣物要手洗，避免使用洗衣机，以免造成交叉感染，洗净后及时在阳光下暴晒杀菌。

- 少食甜腻、辛辣、肥腻、海鲜等食物，忌烟酒，饮食均衡、规律。

月经不调

● 主要原因和症状

月经是指伴随卵巢周期性变化而出现的子宫内膜周期性脱落及出血。而我们通常所说的月经不调，主要指月经的周期、经色、经质发生改变，比如月经先期或后期、月经先后无定期、经量过多或过少、经期延长、经间期出血、崩漏、闭经、痛经等。

中医认为，月经多与肾、肝、脾密切相关，肾气旺盛，肝脾调和，冲任脉盛，则经血按时而下，反之则易失调。亦和郁怒忧思、寒邪入侵、过度节食、过食辛辣寒凉食物、嗜酒好烟、作息不规律、流产等因素有关。

● 分类诊疗

※ 肝郁化热

症状多为胸胁乳房及小腹胀痛、胸闷不舒、嗳气食少、经血色红或紫、口苦咽干，月经先后无定期。

按摩疗法

功效：温经理气，疏肝解郁。

按摩方法：以关元穴为圆心，用手掌做环形推摩，顺时针方向50圈，逆时针方向50圈。再以两拇指指腹在归来穴周围自下而上进行推按，直至腹部潮红发热。最后按压太冲穴，从下往上推揉3分钟。

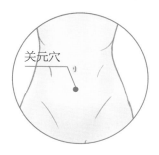
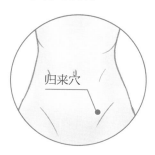
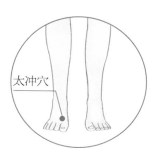

※ 气血两虚

症状多为经色淡、质稀，或少腹疼痛、头晕眼花、神疲肢倦、面色苍白或萎黄、纳少便溏，月经推迟。

 温经祛寒、补血益气

原料：当归10克，党参15克，枸杞8克，盐适量

— 当归 —

— 党参 —

做法：

将原料洗净。砂锅中注入清水烧开，放入当归、党参、枸杞，烧开后用小火煮约20分钟。加入少许盐，搅拌均匀即可。

※ 血热型

表现为咽干口燥、颜面潮红、经血色深红或有紫块、质黏而稠、尿黄便结，月经常提前。

 清热凉血、止血散瘀

原料：发红莲子65克，红枣40克，核桃65克，陈皮30克，鸡肉180克，板栗仁75克，莲藕100克，盐2克

— 莲藕 —

— 核桃 —

做法：

将原料洗净。莲藕切块；鸡肉切块，余水。砂锅中入清水烧开，倒入全部食材，用大火煮开后转小火煮2小时至熟。加盐，搅拌片刻至入味即可。

● **预防措施**

- 经期注意保暖，防止腹部受寒，以免寒湿滞留。
- 注意经期卫生，避免房事。体弱者产后 2 ~ 3 个月内忌房事。
- 避免过度节食，戒烟酒，经期避免食用生冷、辛辣食物。
- 保持心情舒畅，避免精神刺激和情绪波动，忌急躁、忧思、发怒。
- 注意劳逸结合，适当进行运动锻炼。

失眠

● **主要原因和症状**

失眠在中医上称为"不寐"，指入睡困难，或睡而易醒、时睡时醒，以致不能获得正常睡眠的一种病症，重者可整夜不眠。

长期失眠会严重影响日常生活，导致脾气暴躁、记忆力减退、注意力难以集中、精神疲劳、心悸、头晕头痛，甚至加重或诱发心悸、胸痹、眩晕、头痛、中风等病症。顽固性的失眠会形成对安眠药物的依赖，又可引起医源性疾病。

心脾两虚、心虚畏怯、思虑过多、饮食不节、气血不足、胃中不和、心神失养等都可导致失眠。

● **分类诊疗**

※ **心脾两虚**

属虚证。表现为多梦易醒、心悸健忘、头晕目眩、精神不佳、饮食无味、面色少华。

按摩疗法

功效：镇惊安神，补益心脾。

按摩方法：先用食、中指指腹揉按心俞穴、脾俞穴各2～3分钟，以产生酸麻胀痛感为佳。再用拇指指端按压神门穴约1分钟，双手交替进行。

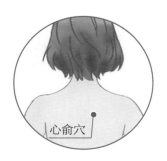

心俞穴

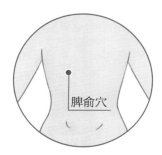

脾俞穴

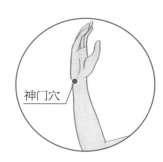

神门穴

※ 阴虚火旺

属虚证。表现为心烦不寐，或时寐时醒，心悸不安，头晕耳鸣，健忘，腰膝酸软，手足心热。

石斛百合排骨汤 解热生津、养心润肺

原料：石斛、莲子、百合、枸杞、薏苡仁、白术各适量，排骨150克，盐适量

 做法：

将原料洗净，泡发5分钟。排骨斩块，余水。锅中清水烧开，放入排骨、石斛、莲子、薏苡仁、白术，大火煮开后转小火煮1.5小时。然后放枸杞、百合，煮30分钟。加入少许盐，至食材入味即可。

—— 石斛 ——

—— 百合 ——

● **预防措施**

- 养成良好的作息习惯，加强体育锻炼。

- 饮食规律，应以清淡滋补为主，多吃奶类、谷类、蛋类、鱼类等
  食物，忌食浓茶、咖啡等兴奋中枢神经的饮料。忌烟酒，避免影
  响睡眠质量。

- 坚持穴位保健按摩，对顽固性失眠有不错的效果。

- 某些器质性病变引起的失眠应同时配合药物治疗，最好在临睡前
  1 小时内服用，稍作休息，保持精神平静安适，为入睡做好准备。

- 保持心情舒畅，避免精神刺激和情绪波动，忌急躁、忧思、发怒。

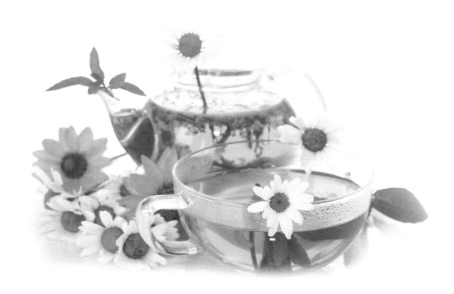

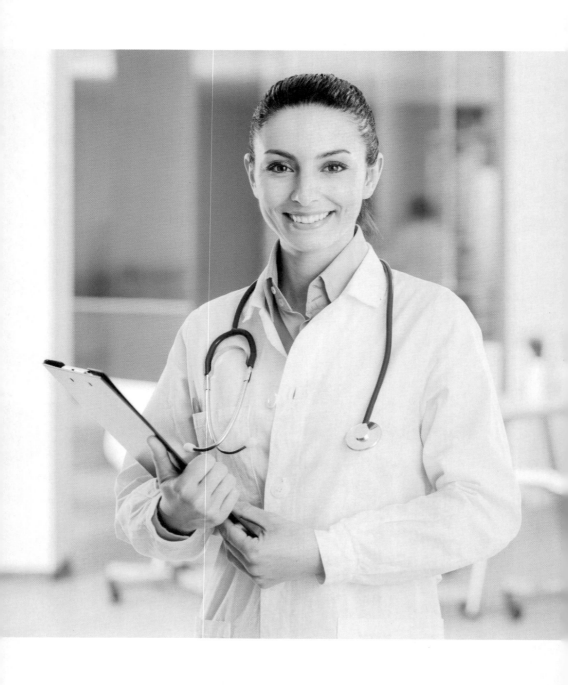

第3章

高发病
家庭调理常识

除了感冒、咳嗽、头痛等小病小痛，日常生活中困扰大家的一些炎症、冠心病、"三高"、甲亢、围绝经期综合征、腰肌劳损等也是高发病。这些高发病不仅病程长，而且对生活质量影响较大。本章为大家简要介绍这些疾病的病因、症状，以及居家诊疗小方法，可以对症调理。

中耳炎

● 主要原因和症状

中耳炎是累及中耳（咽鼓管、鼓室、鼓窦及乳突）全部结构或部分结构的炎症性病变，绝大多数为非特异性炎症。非特异性炎症又可分为非化脓性与化脓性两大类：非化脓性者包括分泌性中耳炎、气压损伤性中耳炎；化脓性者又分为急性和慢性两类。

急性中耳炎表现为耳痛，化脓性中耳炎还会出现流脓症状；慢性化脓性中耳炎有听力减弱、耳鸣及耳聋等症状。非化脓性中耳炎除耳痛、耳鸣外，还会出现听力下降和耳内闭胀感或闭塞感。

中耳炎的病因有很多。鼻咽部慢性疾病、鼻窦炎、扁桃体炎等病症产生的炎性分泌物容易进入咽鼓管内引发中耳炎；患有贫血、糖尿病和肾炎等慢性周身疾病者，因机体抵抗力减弱而极易引发中耳炎；肺炎也会引发中耳炎；用药不当、吸烟包括吸二手烟都能导致中耳炎的发生；频繁且长时间用耳机听音乐且音量调得较大也容易引起慢性中耳炎。

● 居家诊疗

（丝瓜粥） 清热解毒、祛痰止咳、利水消肿

原料：丝瓜 100 克，大米 40 克

 做法：

将丝瓜洗净，切片；大米淘洗干净，备用。锅内加适量水，放入大米煮粥。待粥八成熟时加入丝瓜片，再煮至粥熟即可。

—— 丝瓜 ——

—— 大米 ——

※ 按摩疗法

功效：利窍聪耳，通络止痛。

按摩方法：用食、中指指腹揉按听会穴2~3分钟，再用拇指和食指揉按合谷穴2~3分钟，以产生酸麻胀痛感为佳。

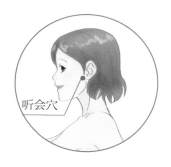

听会穴

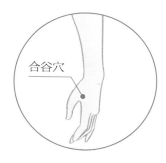

合谷穴

※ 热敷（约 15 分钟）

热敷方法：将一块清洁的毛巾用热水打湿或热敷垫热敷耳部15分钟，可缓解耳朵疼痛。

● 预防措施

- 加强身体锻炼，提高自身免疫力，作息规律。

- 如果感冒鼻涕很多，用力擤鼻涕会将病毒和细菌通过咽鼓管带入耳朵，容易诱发急性中耳炎。若感冒时出现耳朵疼痛、有阻塞感，需及时就医。

- 禁用硬物掏耳，容易导致鼓膜损伤。弄湿耳朵后要及时吹干，避免细菌及真菌生长。

- 尽量避免长时间戴耳机，尤其是听高分贝的音乐，容易诱发慢性中耳炎。

肺炎

● 主要原因和症状

肺炎在中医上又称为"肺闭喘咳""肺风痰喘"，指终末气道、肺泡和肺间质的炎症，可由病原微生物、理化因素、免疫损伤、过敏及药物所致。

主要症状包括咳痰见血丝、发热、呼吸急促、吸气时胸痛、精神极度兴奋或混乱等，少数有恶心、呕吐、腹胀、腹泻等胃肠道症状，病情严重时可出现神志模糊、烦躁、嗜睡、昏迷等。肺炎还有很多并发症，比如胸膜感染而形成胸膜炎，严重的还会形成败血症。如果是年老、免疫力低下患者，感染会深入肺深处，从而导致肺衰竭。

大多数肺炎都由细菌（大肠杆菌、克雷伯杆菌、绿脓杆菌、流感杆菌等）引起，少数由病毒感染引起，受凉、淋雨、过度劳累、长期吸烟都是肺炎的诱因。

● 居家诊疗

（干贝冬瓜芡实汤） 滋阴润肺、清热生津

原料：冬瓜 125 克，排骨块 240 克，水发芡实 80 克，水发干贝 30 克，蜜枣 3 个，姜片少许，盐 2 克

 做法：

1.洗净的冬瓜切块。

2.锅中注入适量清水烧开，倒入洗净的排骨块，余煮片刻，捞出排骨，沥干待用。

3.砂锅中注入适量清水，倒入排骨块、芡实、蜜枣、干贝、姜片，拌匀。

4.加盖，大火煮开后转小火煮 30 分钟至熟。

—— 冬瓜 ——

—— 排骨 ——

—— 芡实 ——

5. 揭盖，放入冬瓜块，拌匀，加盖，续煮 30 分钟至冬瓜熟。

6. 加入盐，拌匀调味。

7. 搅拌至食材入味，关火后盛入碗中即可。

※ 按摩疗法

功效：清肺降气、理气健胃。

按摩方法：先用拇指指腹按压尺泽穴 1~3 分钟，再用指腹按揉手五里穴 1~3 分钟，有酸胀的感觉为宜。

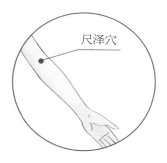
尺泽穴

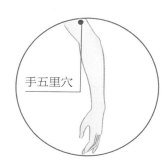
手五里穴

● 预防措施

- 加强身体锻炼，提高自身免疫力，作息规律。

- 呼吸道容易过敏者，尽量避免吸入粉尘或刺激性气体。

- 注意个人卫生，勤洗手。

- 在流行性呼吸道疾病高发期，尽量少去人多的公共场所。

- 注意保暖，避免受凉感冒。

- 体质弱者应接种流感或肺炎疫苗。

鼻炎

● 主要原因和症状

鼻炎是累及鼻腔黏膜和黏膜下组织的炎症，是鼻科高发病。主要症状包括鼻塞、流清水涕、鼻痒、喉部不适、咳嗽等，甚至出现头痛、嗅觉障碍。

鼻炎类型很多，主要分为急性鼻炎、慢性鼻炎、过敏性鼻炎、慢性肥厚性鼻炎、干燥性鼻炎、萎缩性鼻炎、药物性鼻炎等。

鼻炎多由病毒、细菌感染引起，也可以在刺激物的作用下受损而导致。气候变化较大时，易使鼻黏膜受到刺激而引起鼻炎；环境污染可直接刺激鼻腔黏膜而引起鼻炎；扁桃体炎、咽炎等病变炎症可扩散到鼻腔而引起鼻炎；如长期使用盐酸萘甲唑啉滴鼻液或服用降压药等也可引起药物性鼻炎；贫血、糖尿病、内分泌病变等慢性病也可使机体抵抗力降低，鼻黏膜血液循环障碍而引发鼻炎。

治疗鼻炎应找出全身和局部病因，并有针对性地改善生活和工作环境。西医的治疗主要是鼻腔滴药或注射等保守治疗，以及手术治疗；而中医认为，本病由脾肺两虚，外感风寒或风热，使肺气失和，鼻窍不能通利所致。

● 居家诊疗

※ 过敏性鼻炎

主要症状为发作时鼻内有痒感，阵发性打喷嚏，并流出大量水样分泌物，有时可不自觉从鼻孔滴下等。

按摩疗法

功效：健脾益肾，宣肺通鼻。

揉睛明：食、中指并拢揉按睛明穴30次，以有酸胀感为度。

揉按太阳：双手掌心紧贴在同侧太阳穴上，用力按揉30秒～1分钟，以局部发热为佳。

揉按迎香：用双手食指指腹按揉两侧迎香穴100次，以重刺激手法操作。

擦大椎：用大鱼际横擦大椎穴2~3分钟，以透热为度。

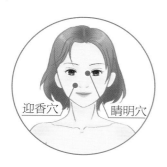 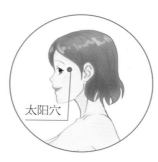 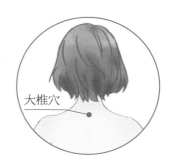

迎香穴　睛明穴　太阳穴　大椎穴

※ 萎缩性鼻炎（俗称臭鼻子）

主要症状是鼻内有恶臭，而患者却无所觉察，鼻腔干燥，可伴有出血、咽喉不适、声音嘶哑、咽部黏膜萎缩。

按摩疗法

功效：健脾、补肺、益肾，润鼻清热。

揉按印堂：用两手中指点按在印堂穴上，以顺时针方向做回旋动作1分钟。

按揉上星：食、中指并拢，将指腹放于上星穴上揉按3~5分钟，以局部有酸胀感为宜。

拿按合谷：拇指与食指相对成钳形，将拇指指尖放在合谷穴上，由轻渐重拿按1分钟。

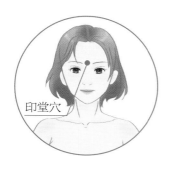 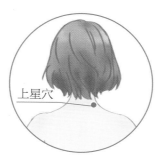 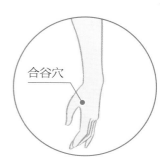

印堂穴　上星穴　合谷穴

● 预防措施

- 按摩诊疗需长期坚持，每日早晚各 1 次，方有一定效果。

- 冷水洗鼻可训练鼻道的抵抗能力，增强鼻腔耐寒能力，滋润鼻腔黏膜，促使鼻腔内残余分泌物排出。

- 不要经常用手挖鼻孔，避免损伤鼻前端黏膜诱发鼻炎。

- 保持室内空气流通，空气干燥时可使用加湿器维持湿度。

- 感冒容易引发鼻炎，因此应当注意保暖。

- 患上感冒或急性鼻炎时应尽快治疗，防止引发鼻炎。

- 加强身体锻炼，提高自身免疫力，作息规律。

- 尽量避免接触鱼、虾、某些药品、花粉、羽毛、尘土、化妆品、化学粉末等易致过敏物质。

盆腔炎性疾病

● 主要原因和症状

　　盆腔炎性疾病指女性上生殖道的一组感染性疾病，包括子宫内膜炎、输卵管炎、输卵管卵巢脓肿和盆腔腹膜炎。

　　盆腔炎又分为急性盆腔炎与慢性盆腔炎。急性盆腔炎起病急，病情重，可出现下腹疼痛、发热、寒战、头痛、食欲不振、心率加快等症状；慢性盆腔炎则下腹部坠胀、疼痛及腰骶部酸痛，经量和白带增多，或有不规则阴道流血，病程长者可出现精神不振、失眠、易感疲劳、不孕症等。

　　盆腔炎的病因有很多种，比如人流、上环、取环、输卵管造影及宫腔内手术后感染等可引起盆腔炎。分娩或流产后，宫颈口尚未关闭，细菌有可能上行感染导致盆腔炎。平时不注意个人卫生，性生活前后没有清洗，或者经期性生活都是发生盆腔炎的原因。阑尾炎、腹膜炎、宫颈炎等其他妇科炎症也可能引发盆腔炎。

● 居家诊疗

※ 按摩疗法

功效：健脾益肾，理气散寒。

按揉脾俞：将拇指指腹放在脾俞穴上，用力按揉1分钟。

揉关元：将手掌置于关元穴上，用掌心揉按20～50次，以透热为度。

揉擦肾俞：双手大鱼际放于肾俞穴上，从中间往两侧用力揉擦1～3分钟。

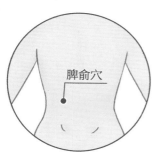
脾俞穴

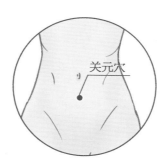
关元穴

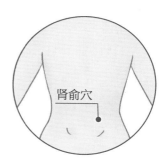
肾俞穴

（橘皮鱼片豆腐汤） **滋阴润肺、清热生津**

原料：草鱼肉 260 克，豆腐 200 克，橘皮少许，盐 2克，鸡粉、胡椒粉各少许

 做法：

1. 材料洗净。将橘皮切细丝；草鱼肉切片；豆腐切小方块。

2. 锅中注水烧开，倒入豆腐块拌匀。

3. 大火煮约3分钟，加盐、鸡粉，拌匀调味。

4. 放入鱼肉片，搅散，撒上适量胡椒粉。

5. 转中火煮约2分钟，至食材熟透，倒入橘皮丝，拌煮出香味。

6. 关火后盛出煮好的豆腐汤，装在碗中即可。

—— 草鱼肉 ——

—— 豆腐 ——

—— 橘皮 ——

● 预防措施

- 日常应注意会阴部清洁、干燥，不使用阴道清洁液，多用清水清洗外阴，也不可用热水、肥皂等洗外阴。
- 月经期，人工流产及上取环等妇科手术后阴道有流血，为防止受凉、受潮湿等，应禁止性生活。
- 经期应勤换卫生巾，避免致病菌乘虚而入，造成感染。
- 适度运动，改善自身体质，有利于提高自身抗病能力，抵抗病原体入侵。
- 性生活过早、有多个性伴侣或性生活过频的女性都是盆腔炎的易发人群，房事后应及时清洁身体，以免病原体入侵。
- 慢性盆腔炎较难治愈，多按摩穴位、注意饮食调理，可使病情好转。

肩周炎

● 主要原因和症状

肩周炎俗称"五十肩"，即50岁是高发人群，指肩部关节囊和关节周围软组织的退行性、炎症性慢性疾患。主要表现为患侧肩关节疼痛，昼轻夜重，活动受限，日久肩关节肌肉可出现废用性萎缩。如果不能得到有效及时的治疗，有可能加剧病情，严重影响肩关节的功能活动。

肩周炎多因神经受到压迫而引发，又可分为

原发性和继发性两种。原发性肩周炎多是由于长期过度活动、姿势不良等产生慢性致伤力，如上肢外伤后肩部固定过久，肩周组织继发萎缩、粘连，以及肩部急性挫伤、牵拉伤后治疗不当等。继发性肩周炎常是由颈椎病，心、肺等其他疾病引发肩部疼痛，继而转变为肩周炎。

中医认为，本病因外伤或举重用力过度伤及筋骨肌肉，或寒湿入侵，阻滞肩部经络，或中年之后气血亏虚，血不养筋而致病。

● **居家诊疗**

※ **按摩疗法**

功效：祛寒除湿、舒筋通络。

擦大椎：用大鱼际横擦大椎穴2～3分钟，以透热为度。

揉拿肩井：将双手拇指与食指、中指相对，以指腹放于肩井穴上揉拿3分钟。

拿按肩髃：将手掌置于肩髃穴上，往返摩擦20次，以透热为度。

按揉曲池：用拇指指腹按揉曲池穴，以有酸胀感为度，先左后右，各按揉2～3分钟。

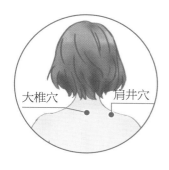 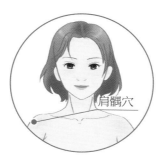 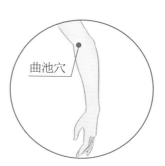

※ **肩关节运动操**

身体向前弯腰，手臂自然下垂，与地面垂直。

活动手臂画圆圈，促使肩关节做顺时针或逆时针的环转运动。

手臂也可以像钟摆一样做前后、左右摆动运动。以局部酸胀为度。

● 预防措施

- 肩周炎患者应避免长时间保持一个姿势用电脑工作，每工作一小时尽量休息 5~10 分钟，活动一下颈肩部和手腕。

- 肩部受凉可诱发肩周炎，要注意肩部保暖。

- 避免使用同一侧背过重的单肩包。背负物品过重时，肩部肌肉会一直处于紧张状态，导致肌肉痉挛，引发肩部疼痛。

- 长期坚持穴位按摩，能有效预防和治疗肩周炎。

- 适当做一些肩部运动，加强肩关节肌肉的锻炼，可预防肩周炎。

冠心病

● 主要原因和症状

冠心病是冠状动脉粥样硬化性心脏病的简称，指冠状动脉粥样硬化使管腔狭窄或阻塞，因冠状动脉功能性改变导致心肌缺血缺氧或坏死而引起的心脏病。

该病是中老年人心血管疾病的高发病之一，主要特征为胸骨后疼痛，呈压榨样、烧灼样疼痛，心绞痛、心律不齐、心肌梗死及心力衰竭等。

冠心病的诱发因素很多，比如高血压、血脂异常、超重/肥胖、高血糖/糖尿病，高脂肪、高胆固醇、高热量饮食，缺少体力活动、过量饮酒吸烟等不良生活习惯，以及情绪心理因素、家族史等。

中医认为，本症多由过食膏粱厚味、七情所伤、年老面衰肾气不足等因素所致。

● **居家诊疗**

※ 按摩疗法

功效：宽胸理气，清心除烦。

擦大椎：用大鱼际横擦大椎穴2~3分钟，以透热为度。

按揉脾俞：将拇指指腹放在脾俞穴上，适当用力按揉1分钟。

揉肾俞：双手拇指指腹同时按揉两侧肾俞穴，在微感酸胀后，持续按揉2分钟。

揉膻中：食指、中指、无名指并拢，三指指腹放于胸前膻中穴上，按揉1~2分钟。

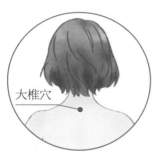
大椎穴

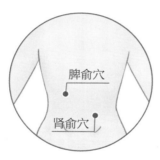
脾俞穴
肾俞穴

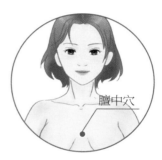
膻中穴

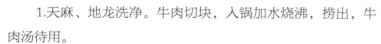
天麻地龙炖牛肉 息风止痉、通经活络

原料：牛肉 500 克，天麻、地龙各 10 克，盐、胡椒粉、味精、姜片、酱油、料酒、食用油各适量

 做法：

1.天麻、地龙洗净。牛肉切块，入锅加水烧沸，捞出，牛肉汤待用。

2.油锅烧热，加姜片煸香，加酱油、料酒和牛肉汤烧沸，再调入盐、胡椒粉、味精，放入牛肉、天麻、地龙同炖至肉烂即可。

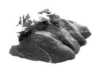
—— 牛肉 ——

—— 天麻 ——

● 预防措施

- 冠心病心绞痛一般会持续 3 ~ 5 分钟后缓解，家里要常备硝酸甘油片，发作时可舌下含服。
- 本症与情志关系较大，心跳加速会增加心肌耗氧量，引起心绞痛甚至诱发心肌梗死，因此平时要学会调理情绪，避免激动、生气。
- 坚持自我按摩，可延缓病情发展。
- 保持居住环境清洁、通风，减少发生呼吸道感染，以免加重冠心病风险。
- 至少每年测量一次血压。如果血压高于正常值或有心脏病史，可能需要增加测量血压频率。
- 体检时注意查看血脂水平，少食肥甘油腻食物，饮食清淡，控制胆固醇、饱和脂肪酸和钠的摄入，戒烟酒。

"三高"

● 主要原因和症状

"三高"是高血脂、高血压、高血糖的总称。

高血压是指在静息状态下动脉收缩压或舒张压升高，常伴有心、脑、肾、视网膜等器官功能性或器质性改变，以及脂肪和糖代谢紊乱等现象。主要症状包括头晕、头痛、精神烦躁、心悸失眠、注意力不集中、记忆力减退、肢体麻木、项背肌肉酸痛等。遗传因素（家族遗传）、饮食习惯（过量摄取盐分、过度饮酒、过度食用油腻食物）、药物等因素都会使高级神经中枢调节血压功能紊乱。

高血脂指血中胆固醇或甘油三酯过高或高密度脂蛋白胆固醇过低，统称为血脂异常。它是导致动脉粥样硬化的主要因素，是心脑血管病发生发展的危险因素。轻度患者一般无明显的自觉症状，重度患者会出现头晕目眩、头痛、胸闷气短、心慌胸痛、乏力、不能说话、肢体麻木等症状，最终会导致冠心病、脑卒中等严重疾病。遗传因素，高胆固醇、高脂肪饮食，以及糖尿病、肝病、甲状腺疾病、肾病、肥胖、痛风等疾病均可引起。

高血糖指机体血液中葡萄糖含量高于正常值，病变部位在血液，病变性质是血糖代谢紊乱。主要症状包括口干、口渴、饮水多、尿多、消瘦、血糖高、眼睛疲劳、视力下降、手脚麻痹、发抖、夜间小腿抽筋、神疲乏力、腰酸等。除遗传因素外，大多数是由不良的生活和饮食习惯造成的，或紧张焦虑、长期使用糖皮质激素药物引起。

"三高"均是常见的慢性代谢障碍性疾病，发病机制与年龄、心理、环境因素及生活、饮食方式改变均有一定的关联。当患有高血脂、高血糖和高血压任意一种时，都易形成"三高"，好发于肥胖者、脑力工作者、中老年人和长期精神紧张的人群。

● 居家诊疗

※ 高血压

按摩疗法

功效：平肝熄风，调整阴阳。

揉印堂：中指点按在印堂穴上，以顺时针方向做回旋动作1分钟。

揉按太阳：两手拇指指腹按在太阳穴上，以顺时针方向揉按1分钟。

按揉风池和天柱：用食指指尖垂直揉按风池、天柱穴，以有酸麻胀痛感为宜，按揉1～3分钟。

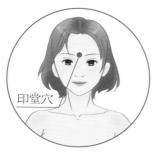

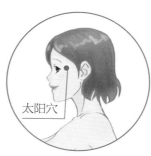

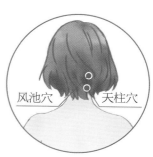

※ 高血脂

冬瓜玉米须饮 利水消肿、降低血脂

原料：冬瓜肉、冬瓜皮、冬瓜子合计 2 碗，老玉米须 25 克，老姜 2 片。

做法：

1.先将冬瓜皮、肉、子切分开，并将冬瓜子剁碎。将老玉米须放入纱布袋中，扎紧。

2.将所有原料放入锅中，注水烧开，煮 20分钟，捞去药袋即可。

—— 冬瓜 ——

—— 玉米 ——

※ 高血糖

凉拌苦瓜 清热泻火、降压降糖

原料：苦瓜 300 克，盐、味精各少许，醋、生抽各适量。

做法：

1.苦瓜洗净，剖开，去瓤，切片。

2.锅内注水烧沸，放入苦瓜片焯熟后，捞起沥干水分并装入盘中。

3.加入盐、味精、醋、生抽，拌匀即可。

—— 苦瓜 ——

● **预防措施**

- 高血压者要控制钠盐、脂肪摄入量，并补充钾、钙和镁，可以起到降压作用。

- 高血脂要控制血脂水平，以低脂、多维生素和低胆固醇食物为主，少食肥甘油腻煎炸、猪肝、猪脑、香肠等胆固醇含量高的食物。

- 高血糖要控制血糖，及时监测，少食油条、油饼、腊肉等含糖量高、辛辣刺激的食物，可多吃豆制品、新鲜蔬菜、新鲜水果等，以及富含膳食纤维的燕麦、玉米面等。饮食适度，禁止暴饮暴食。
- 平日要加强锻炼，提高机体抵抗力，促进血液循环。
- 肥胖者需控制体重，定期进行体检。
- 注意空气流通，保持良好的生活习惯，避免熬夜、过劳、过度用脑等。
- 保持情绪稳定，减少精神紧张的程度，以积极的态度面对疾病。

甲亢

● 主要原因和症状

甲亢是甲状腺功能亢进的简称，由于甲状腺分泌过多的甲状腺激素，引起人体代谢率增高的一种疾病。临床表现有甲状腺肿大、食欲亢进、体重减轻、心动过速、情绪容易激动、怕热、多汗、手抖、眼球突出等。

甲亢的诱发与自身免疫、遗传和环境（细菌、病毒、碘）等因素有密切关系，其中以自身免疫因素最为重要。

中医认为，本病多由长期精神不佳，肝气郁结，心肝阴虚，气滞痰凝所致。

● 居家诊疗

※ 按摩疗法

功效：理气化痰、软坚消肿。

按揉翳风、天容：用拇指指腹轻轻按揉翳风、天容穴，以出现酸胀感为宜，左右各按揉100～200次。

　　按揉人迎、扶突：用四指指腹揉按人迎、扶突穴各100～200次，力度适中，至潮红发热。

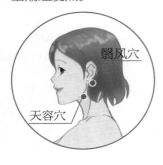
翳风穴
天容穴

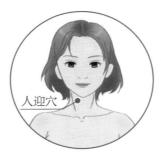
人迎穴

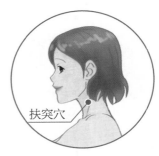
扶突穴

（猪骨黄豆丹参汤） 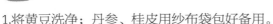理气舒郁、化痰散结

　　原料： 猪骨300克，黄豆45克，丹参20克，桂皮8克，盐、味精、料酒、鸡精各适量

做法：

1.将黄豆洗净；丹参、桂皮用纱布袋包好备用。

2.猪骨洗净，斩块，用刀背稍打裂，余水。

3.砂锅内加适量水煮开，放入猪骨、黄豆、药袋，小火煮2小时；拣出药袋，加盐、味精、料酒、鸡精调味即可。

——猪骨——

——黄豆——

● 预防措施

- 甲状腺发炎期忌推拿颈部，可做耳穴按压和足底按摩。

- 保持精神愉快，避免情绪激动和工作劳累。

- 忌食肥、甘、辛辣刺激性食品和海鲜、羊肉、鹅肉之类的发物。

围绝经期综合征

● 主要原因和症状

围绝经期综合征旧称"更年期综合征",指女性绝经前后这段时期因性激素波动或减少所致的一系列躯体及精神心理症状。

卵巢功能逐渐衰退,垂体功能亢进,分泌过多的促性腺激素,引起自主神经功能紊乱,从而出现一系列程度不同的症状,如月经紊乱、血管舒缩功能不稳定、面色潮红、心悸、失眠、乏力、注意力难以集中、泌尿生殖功能异常、骨质疏松及心血管系统疾病等。

本病多因身体生理变化、精神心理负担而诱发各种绝经期症状。

● 居家诊疗

 生地山药汤 **清热凉血、滋阴生津**

原料:生地5克,山药100克,姜片少许,盐、鸡精各少许,料酒、食用油各适量

🍲 做法:

1.将洗好去皮的山药切成片,备用。

2.用油起锅,放入姜片,淋入料酒,放入适量清水。

3.放入备好的生地、山药,煮至沸,煮约2分钟至食材熟透。

4.加入盐、鸡精,拌匀调味即可。

—— 生地 ——

—— 山药 ——

麦枣桂圆汤 **养血安神、清心除烦**

原料:小麦30克,葵花籽20克,红枣6枚,桂圆肉10克,冰糖适量

—— 小麦 ——

做法：

1.将红枣洗净，用温水稍浸泡。

2.小麦、葵花籽、桂圆肉均洗净。

3.小麦、红枣、桂圆肉、葵花籽、冰糖同入锅中，加水煮汤即可。

● **预防措施**

- 均衡摄取各种营养元素及含天然植物雌激素的豆类蛋白，减少动物性脂肪的摄入，多吃蔬菜、水果，补充蛋白质、铁、铜、叶酸、维生素 C 及其他种类维生素等。
- 遵医嘱适当补充雌激素，可有效缓解围绝经期诸多不适症状。

腰肌劳损

● **主要原因和症状**

腰肌劳损又称为腰痛，是腰部肌肉及其附着点筋膜或骨膜的一种慢性损伤性炎症。主要症状包括腰或腰骶部胀痛、酸痛，常可放射到腿部，反复发作，痛势绵绵，疼痛可随气候变化或劳累程度而变化。

腰肌劳损并不是一个独立的疾病，腰部骨质增生、椎间盘突出症、泌尿系统感染、输卵管炎、子宫脱垂、卵巢囊肿等疾病均可引起腰痛。

● **居家诊疗**

※ **拔罐疗法**

功效：驱寒除湿、舒筋活络。

拔罐方法：用拔罐器将气罐分别拔取在肾俞穴、腰阳关穴上，留罐10～15分钟。再将气罐分别拔取在大肠俞穴、关元俞穴上，10 ~ 15 分钟后取下。

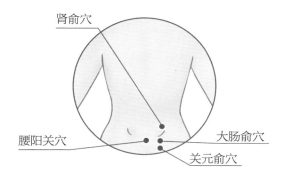

肾俞穴

腰阳关穴　　大肠俞穴

关元俞穴

(**枸杞黄精乌鸡汤**) **滋肾润脾、壮阳补气**

原料：黄精、枸杞、淮山药、黄芪、沙参各适量，乌鸡
200 克，盐适量。

做法：

1.各物洗净。药材浸泡 10 分钟；乌鸡斩块，氽水。

2.砂锅中注入清水，倒入乌鸡及各药材，开大火煮开后转小
火煮 120 分钟。

3.加入少许盐，稍稍搅拌至入味即可。

—— 黄精 ——

—— 枸杞 ——

● **预防措施**

- 注意良好坐姿，保持良好的脊柱正常生理曲度，劳逸结合，避免
  过度劳累。

- 选择硬度适中的床垫，最好使用硬板床，减少椎间盘承受的压力。
  过软的床垫不能保持脊柱的正常生理曲度。

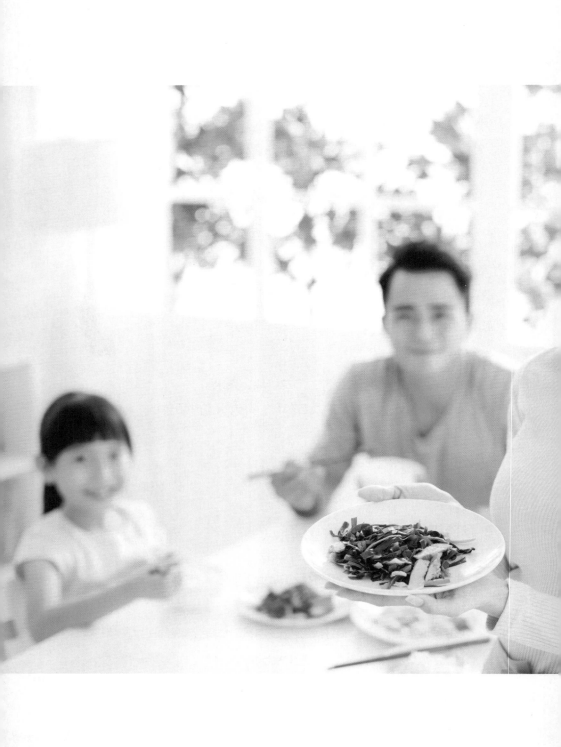

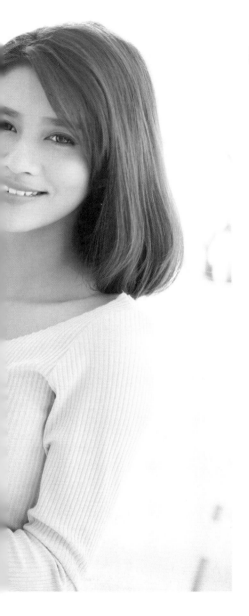

第4章

如何预防重大疾病

关于大病预防，大家想得最多的可能就是"早体检、早发现、早治疗"，但是这种预防更像是"亡羊补牢"式，一旦查出大病可能已经中晚期了。本章围绕"为什么会得大病、中西医如何看大病征兆，以及常见的大病症状和亚健康状态"进行了全面的介绍，帮您了解自己的身体，改善身体的状况，做到"未病先防"。

为什么会得大病

《孟子·告子上》中说："拱把之桐梓，人苟欲生之，皆知所以养之者。至于身，而不知所以养之者，岂爱身不若桐梓哉？"

这句话的意思是，对于一棵树，人们还会去照顾它，适时地修剪、浇灌，而对于自己的身体，却不知道爱惜和保养，这是不对的。

著名的《扁鹊见蔡桓公》，就讲述了蔡桓公讳疾忌医，最后病入膏肓、体痛致死的故事。如果一个病人一开始有小病，医生建议及早治疗，但这病人偏偏不听，讳疾忌医，拖到后来无力回天，这就对自己太不负责任了。健康需要我们平日的呵护和调养，未病时注重保健，而不是等到生大病了才想方设法消除疾病。还有一些人，确实非常关注健康、保健，尤其有慢性病的人，但是过犹不及，一点小病小痛就常常感觉天要塌了，终日焦虑，导致失眠渐多，惶恐不安，失神失养，精神不佳，久之亦拖出大病来。

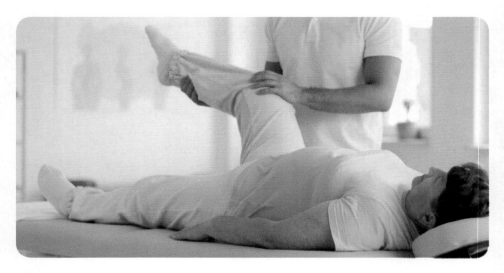

还有些看似健康的人，自认为日常身体健康，平时也很少生病，即使感冒发烧也不愿意去医院，在家吃点感冒药就好了，可是一去医院检查却发现异常的指标不止一项。

人为什么会生大病？这与我们的体质、生活、饮食、运动、精神等因素息息相关。

体内"毒素"积累

● 正常代谢废物

人体内新陈代谢产生的自由基、脂质沉积物、重金属等有害物质，接触肠壁时间过久，就会被人体重新吸收，导致"毒素"不断地沉积。

日常的疲劳、紧张或其他生理原因，也会导致人体代谢功能失调、内分泌紊乱，致使废物长期停留在人体内，从而引发多种疾病。

● 环境污染日益加重

现代社会中，空气、饮用水、食物等污染日益严重，进入体内后，不仅会增加代谢压力，还会刺激器官产生疾病。

● 常常情绪不佳

怒则气上，喜则气缓，悲则气消，恐则气下，惊则气乱，思则气结……爱生气、焦虑不安的人日久便会伤及五脏六腑，所以平时要调节好情绪，别给自己太大的压力。

● 药物的毒副作用

是药三分毒，大部分的药物是需要通过肝脏、肾脏代谢的。若不遵医嘱长期大剂量服用药物，会增加肝脏、肾脏的代谢负担，导致肝肾功能损伤。

人体系统失调

人体本身就是一个复杂的系统，通过各大系统协调运行来维持机体的生命活动。这种和谐运行体现的不仅是身体各器官之间的平衡关系，而且还是生命与外部环境之间的平衡关系。

一旦破坏了身体内外的平衡，机体就会陷入无序、紊乱的生病状态，甚至死亡。人体中有任何一个系统出现问题，都会影响人的整体运行。

免疫力低下

人体的免疫系统是人体的守护卫士，每天都抗击着各种试图入侵的"敌人"。但是免疫系统不是天生就完善的，而是逐渐建立起来的。每个人的免疫力是不同的，免疫力强的人不易生病，而免疫力弱的人一遇到病毒侵袭，就易诱发各种病症。

生活不规律

现代社会生存压力大、娱乐项目多，很多人作息时间无规律，尤其是年轻人，白天工作节奏快，晚上加班加点、熬夜、睡眠不足等。长此以往，到了中老年，身心开始出现各种病症，焦虑症、抑郁症等更是层出不穷。

不良的饮食习惯

长期吸烟饮酒，饮食不节（暴饮暴食、过度减肥），经常食用烧烤、熏制等食物，会引起高血脂、高血压、糖尿病、痛风等疾病，甚至使心脑血管疾病发病的年龄提前，脂肪肝、酒精肝、肝硬化、胃炎、十二指肠溃疡、胰腺炎、食管癌、胃癌、肝癌、乳腺癌、子宫癌等重症也趋于年轻化。

缺少锻炼

现在很多人长期伏案办公、宅家、打游戏，运动量很少，不仅身体免疫功能和血液循环下降，还容易出现肥胖，脂肪的代谢不充分又会降低机体的免疫能力。久坐不动和肥胖均是导致癌症发生的危险因素，如肾癌、肝癌、甲状腺癌等。

中医看大病征兆

望闻问切

中医一般通过"望诊、闻诊、问诊、切诊"四诊法来了解病情，运用视、触、听、嗅等感觉功能，或通过与患者进行谈话、提问题等来全面掌握患者的相关信息，找到症结所在。

● 望诊

在中医理论中，人体内在的各种病理变化，必然会反映到体表上。望诊是通过观察患者的精神、色泽、形体、动态以及发、肤、舌质、舌苔、指纹、大小便和其他排泄物、分泌物等的表现来了解疾病情况。

- 神气充足，人显得精神、健康；神气不足，则人比较虚弱，是疾病的表现和原因。

- 色泽方面看脸色，心、肝、脾、肺、肾五脏分别对应赤、青、黄、白、黑五色。若脸色显青色，则可能是肝出了问题，以此类推。

- 看形态。体型肥胖的人可能会阳气不足，因痰湿阻滞而导致身体困重；体型消瘦的人，全身阴血不足，可能因阴阳不平衡而导致虚火上炎。

- 面目口鼻等面部表情可以看出患者的精神状态。眼睛红丝属热，眼睛清净则属寒；鼻塞而鼻涕混浊是外感风热，鼻塞而鼻涕清水样则是外感风寒等。

- 望舌一般看舌质、舌苔。舌边红，则多是肝胆有热等。

- 排出物。如患者呕吐黄绿苦水，多属肝胆湿热或郁热。

● 闻诊

闻诊主要通过听声音和嗅气味来诊察脏腑的生理和病理变化。

听声音主要包括呼吸、语言、咳嗽、心音、呕吐、呃逆、嗳气、太息、喷嚏、呵欠、肠鸣等各种响声。听患者声音的高低、强弱、缓急、清浊等变化，以及语言、呼吸、咳嗽、呕吐等声音的异常，可以判断病症的轻重缓急、寒热虚实。比如声音过于高亢振奋，言多而躁，说明体内属热证；声音若低微、沉静少言，则多为虚证、寒证；言语错乱、说话颠倒等症状，多是肝气瘀滞、心脾失养或痰盛内凝所致。

嗅气味包括嗅病体发出的异常气味、排出物的气味及病室的气味，如口气、汗气、鼻气、体味等。有明显口臭，则说明患者口腔有病变或者肠胃有邪热；汗多且有酸臭之气，则多表热证，或久病而阴虚火旺证；鼻中有臭气，可能有慢性鼻炎、鼻窦炎等鼻部病症。

排出物主要有痰涎、大小便、呕吐物、月经等。痰浓稠而臭，说明肺中有热；呕吐物臭秽，说明胃热炽盛；小便臭秽且黄浊多属热证，小便清长而有微腥则多属寒证；大便恶臭，稀黄或有脓血，说明肠胃湿热；月经臭秽，则说明有邪热侵袭胞宫。

● 问诊

问诊就是有目的地询问患者病情，以此来辨证表里、寒热、阴阳、虚实。

比如病人的自觉症状、起病过程、治疗经过、生活起居、既往病史、家族病史等。问寒热，要问清是恶寒发热，还是但寒不热、但热不寒，或寒热往来；问发热，是壮热还是潮热、身热不扬等；问疼痛，要问清是胀痛、走窜痛、刺痛、固定痛、冷痛、灼痛、绞痛、隐痛、空痛及拒按、喜按等。

● 切诊

切诊包括脉诊和按诊。

脉诊指按脉搏，运用手指触摸病人动脉的搏动状态，感知脉搏的活动情况，从而了解和诊断病情。主要分为寸口诊法、遍诊法和三部诊法，其中最常用的是寸口诊法。

正常人的脉象不浮不沉、和缓有力，为平脉。以下一些脉象可以帮助诊断病情。

- 浮脉：轻按即得，重按反弱，多见于外感初起之表证。
- 沉脉：轻按不清，重按方着，多见于里证。
- 迟脉：脉率偏低，一息四次以下，多见于寒证。
- 数脉：脉率偏高，一息五次以上，多见于热证。
- 弦脉：硬而有力，多见于肝阳偏亢。
- 滑脉：流利圆滑，应指有力，多为痰盛、食滞不化。
- 细脉：脉体细小，应指如线，多见于气血两虚。
- 促脉：脉来数而时有一止，止无定数，多见于阳热亢盛而兼有气滞、血瘀、停痰、食积等证。
- 结脉：脉律不规则，止无定数，主阴盛气结、痰凝血瘀等证。
- 濡脉：浮而细软，如帛在水中，主外伤暑湿。
- 涩脉：迟细而短，往来艰涩，极不流利，主气滞、血瘀、津亏、血少。
- 代脉：脉来时见一止，止有定数，良久方来，主脏气衰微。

按诊是指在患者身体某些特定部位进行触、摸、按、压，以了解疾病的内在变化或体表反应，主要有触、摸、按、叩四种手法。身体过热说明体内邪热过盛，身体过凉则说明体内阴寒阳虚。

注重"未病先防"

《黄帝内经》中记载："是故圣人不治已病治未病，不治已乱治未乱，此之谓也。夫病已成而后药之，乱已成而后治之，譬犹渴而穿井，斗而铸锥，不亦晚乎！"这句话的意思是说，聪明的人不会生病了才想着去治疗，而是未雨绸缪，预防在先，防患于未然。

"治未病"是中医理论的基础和精髓。未病先防可以充分调动人的主观能动性（饮食、运动等）来增强体质，提高机体的抗病能力，适应客观环境变化，做好疾病预防工作，避免各种致病因素的侵害，以达到防止疾病发生的目的。

中医讲"正气存内，邪不可干，邪之所凑，其气必虚"。要想预防疾病，一定要提高人体正气，也就是抵御病邪的能力。

一方面要注重"饮食有节，起居有常，不妄作劳"和"精神内守，病安从来"的养生之道；另一方面养生要"顺应天时，天人合一"，比如春养生、夏养长、秋养收、冬养藏的四季养生规律。

未病先防的养生方法，具体来讲，主要有以下几个方面：

● 饮食起居

强调"饮食有节，起居有常，不妄作劳"。饮食有节，包括量有节制、处理洁净、营养搭配合理、不偏食等，有助于脾胃运化水谷精微，补养后天之本，增强人体正气；起居有常，即注意劳逸结合，及时调节寒温，预防病邪侵袭；不妄作劳，就是不能过度劳累（劳心、劳身、房劳等），以免气血亏虚。

● 调畅情志

"精神内守，病安从来"，中医认为，人体的精神情志活动与生理病理关系密切。"悲则气消，……悲则心系急，肺布叶举，而上焦不通，荣卫不散，热气在中，故气消矣。"悲伤的情绪使气消减，气消又导致瘀血等病理产物在体内蓄积，久之人体自然产生疾病。七情顺则正气旺，因此应常常保持心情舒畅，才能不失神、失养，抵抗疾病侵袭。

● 适当锻炼

运动锻炼应以动而不劳为原则，这有利于促进气血流畅，调和气血平衡，增强机体抵抗力，达到防病的目的。中医的五禽戏、八段锦、易筋经、太极拳等运动，都体现着阴阳平衡的思想，有助于保持阴阳平衡，抵御外邪。

西医看大病征兆

问诊 + 检查

● 问诊

西医的问诊也是通过提问了解患者的情况，初步做出判断，内容包括患者的基本情况、现病史、既往史等。

现病史主要包括疾病发生的时间、起病缓急、疾病的主要症状和伴随症状、疾病的发展情况、可能的病因或诱因、过程中是否自行服用药物或接受别的治疗等。

既往史主要包括患者过去的健康状况，患有的疾病，治疗和恢复情况，是否有手术史，过敏史及家族遗传病史等。

● 体格检查

问诊后，西医会利用感觉（如视觉、听觉、嗅觉、触觉等）或借助检查用具（如听诊器、叩诊锤、血压计、体温计等）对患者进行全面、系统的检查来诊断疾病。

主要包括全身情况、头颈部、胸部、腹部、背部、四肢、肛门直肠、生殖器检查等。

全身情况包括营养状况、体格发育、神志意识、体温、脉搏、呼吸、血压等基本生命体征的检查。

头颈部包括对眼睛、耳朵、鼻子、口腔、颈部活动情况、甲状腺、气管等的检查。

胸部包括对胸壁、肺部和心脏的检查。

腹部包括右上腹部、右中腹部、右下腹部、左上腹部、左中腹部、左下腹部、中上腹部、脐和脐周部、中下腹部等。

背部及四肢主要是对脊柱、手脚、关节等部位的检查。

肛门直肠及生殖器检查，只有在必要时才进行检查。

● 实验室检查

现在的医院经常会对患者的血液、分泌物、排泄物等物质及组织进行取样检查，通过一系列的数据进一步诊断疾病。主要包括血常规、尿常规、便常规、血电解质、肝功能、肾功能、血脂、血糖等。

● 心电图检查

心电图检查是指借助心电图仪的记录来检查心脏疾病的方法。心电图检查是冠心病诊断中最早、最基本和常用的诊断方法，此后被广泛运用于各种心脏疾病的诊断中。

● 医学影像学检查

医学影像学检查是指利用X线对人体各组织器官的穿透力，使人体内部结构在X光片上显出阴影进行的检查。除了X射线检查外，还有计算机体层摄影技术（CT）、磁共振检查（MRI）等。

讲究"三级预防"

三级预防指的是在无疾病期、临床前期和临床期各个阶段采取相应措施，是疾病预防的基本原则与核心策略。

健康出现问题，是一个从接触危险因素，到机体内病理变化从小到大，最后导致临床疾病发生和发展的过程。根据疾病发生发展过程以及健康决定因素的特点，我们将疾病预防分为三级预防。

● 第一级预防

第一级预防又称病因预防或初级预防，主要是针对致病因子（或危险因子）

采取的措施，也是预防疾病的发生和消灭疾病的根本措施。

"合理膳食、适量运动、戒烟限酒、心理平衡"是一级预防的基本原则，也是保持健康的四大基石。除了个人的日常保健，也要靠医生或医院首先找出各种疾病的危险因素，再去采取预防措施。比如由全社会及社区先完成优生优育教育、遗传咨询、婚前检查、产前诊断及围产期保健、儿童实行计划免疫的防疫措施等。一级预防需要全社会和每个人的充分合作。

● 第二级预防

第二级预防又称"三早"预防，即早发现、早诊断、早治疗，是发病期所进行的阻止病程进展、防止蔓延或减缓发展的主要措施。主要包括普查、自我检查、定期体检、密切观察癌前期病变。

● 第三级预防

第三级预防又称临床预防或疾病管理，主要是对症治疗和康复治疗措施，可以防止伤残和促进功能恢复，提高生存质量，延长寿命，降低病死率。主要包括：对症治疗缓解症状；预防疾病进一步恶化；预防急性事件的发生和复发；预防并发症和残疾；加强康复措施。第三级预防通常需要社会保障，以及多方通力协作。

常见的大病征兆

头晕、头痛

● 了解病因

偶尔头晕或因体位改变而发生的头晕一般不会有太大的问题，但是如果长时间头晕，或者伴有其他特别症状的头晕，则需要引起注意。头晕一般和以下原因有关：阵发性位置眩晕、高血压、动脉硬化、糖尿病、脑肿瘤、脑膜炎、脑出血、脑梗死、眩晕性癫痫。

头痛多是头部疾病或部分慢性病的征兆。其中，急性头痛为几小时或几天内出现的头痛，突发性头痛为某一时间突然发生的头痛，慢性头痛则为头痛发生时间为一两周及以上，习惯性头痛为头痛发生的时间较长。头痛一般和以下原因有关：感冒、脑炎、脑膜炎、脑脓肿、丛集性头痛、脑出血、脑动脉瘤、高脂血症、脑肿瘤、偏头痛、神经官能症、脑挫裂伤、颅内血肿、脑震荡等。

● 疾病征兆

如果是天旋地转式头晕，可能是阵发性位置眩晕的征兆，在老年人中常见，往往是由特殊的体位引起的。头晕发作后，如果身体静止，几分钟后眩晕就会停止，但如果改变身体的位置，眩晕又会出现了。

头昏脑涨、头重脚轻的头晕属于一般性头晕，可能是贫血的征兆，找出贫血的原因，调理好身体，对改善个人生活很有帮助。

突发性头痛可能是脑挫裂伤的征兆，常发生于暴力打击的部位和对冲部位。还会有高热或持续低热、瘫痪、失语、感觉障碍等表现。如果伴有意识障碍，则考虑颅内血肿的可能。

习惯性头痛，周期发作，可能是偏头痛的征兆。导致偏头痛的因素有压力、酒、避孕药、月经、性生活、不规律进食，以及巧克力、咖啡、奶酪等食物。

慢性头痛，间歇性发作，可能是脑肿瘤、高血脂、神经官能症的征兆。

突发性头痛，伴有恶心呕吐，可能是脑出血的征兆，此外还会引起头晕、意识障碍。一般脑出血发病急，出血量大的将有生命危险。

急性头痛，伴有眼睛疼痛，可能是青光眼的征兆。

急性头痛，伴有恶心呕吐，可能是脑炎的征兆。此外还有体温升高快，伴有恶心呕吐、颈部僵硬等症状。

● 调理指南

- 减少对病因的刺激，避免感受外邪，保持情绪稳定，慎劳倦、少食肥甘等。
- 头痛急性发作期，应适当休息，宜清淡饮食，不宜食用炸烤辛辣的厚味之品，同时戒烟酒。
- 头晕、头痛严重者，应及时就医。
- 眩晕患者应该在清洁、安静、无异常响动的环境生活，注意休养，保持充足睡眠。

● 按摩诊疗

1.用推法推按太阳、攒竹等面部穴位。

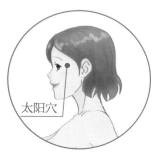

太阳穴

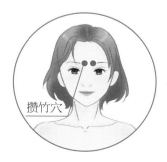

攒竹穴

2.用揉法揉按合谷、曲池、外关等上肢部穴位。

3.用掐法掐按内庭、足临泣、太冲等下肢部穴位。

4.用拿法拿捏位于颈后部的风池穴。

每日按摩一次，约15分钟。对头部自行按摩的时候，注意用力一定要适度，不能太轻也不能过重，要把握好力度。

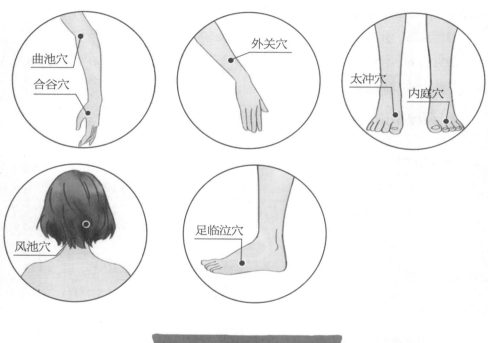

胸部疼痛

● 了解病因

胸部疼痛是多发生在颈部以下、肋骨下缘以上的疼痛。根据病因的不同，表现也多种多样，比如：心绞痛和心肌梗死表现为绞榨样痛、胸口有压迫感，主动脉夹层和气胸均可能有撕裂样痛，食管炎为烧灼样痛，肋间神经痛呈阵发性刺痛，胸膜炎为钝痛或隐痛等。

胸部疼痛主要是胸部疾病所致，如冠心病、主动脉夹层、肺栓塞、气胸、胸膜炎、食管炎、食管癌、心肌梗死、肺癌、心脏神经官能症、肋间神经痛、肋骨骨折等；也可由其他疾病引起，如带状疱疹、心理疾病等。

● 疾病征兆

胸部突然刺痛，可能是胸膜炎的征兆。除了胸痛外，本病还表现为胸闷、咳嗽、气急甚至呼吸困难，而患者若患的是感染性胸膜炎或其胸腔积液继发感染时，还会有发热、恶寒的症状。

吞咽时胸骨有刺痛感可能是食管癌的征兆。早期还会感到胸骨后有灼烧、刺痛或牵拉的疼痛。中晚期食管癌会常感到乏力、脱水，吐黏液样痰，感受到持续的胸痛或背痛。

胸部突然刺痛，可能是心肌梗死、气胸的征兆。心肌梗死的胸痛的性质和部位与以往的心绞痛相似（也有过去没有心绞痛病史的），但程度要严重得多，持续时间也更长，甚至达到数小时至数天。疼痛往往难以忍受，冷汗津津、烦躁不安。气胸的典型症状也是突发性胸痛，常表现为针刺样或刀割样，疼痛持续的时间短暂，还会有胸闷、呼吸困难、刺激性咳嗽的表现。

一侧胸部疼痛可能是肺癌的征兆。胸痛还伴有慢性的持续性咳嗽，有时痰中可见血丝，呼吸急促，不明原因的体重下降，气喘，支气管炎或肺炎等。

胸部偏左处疼痛可能是冠心病的征兆，如气短、流汗、恶心、呕吐以及昏厥。心绞痛患者如果胸口疼痛的时间长达20~30分钟，则为冠心病发作，需要立即就医。

胸部肋骨间疼痛可能是肋间神经痛的征兆。感受到刺痛或灼痛，在咳嗽、深呼吸或打喷嚏的时候疼痛往往会加重，少数患者按压或轻叩肋间会有压痛、叩痛感。

胸部受到强烈的冲撞后疼痛可能是肋骨骨折的征兆。会随着患者咳嗽、深呼吸或转动身体而加重，有时候患者可能还会听到或者感觉到肋骨摩擦。

● 调理指南

- 日常注意预防感冒和各种呼吸系统疾病。
- 注意卫生，避免感受外邪，情绪稳定，慎劳倦、忌肥甘、戒烟酒等。
- 避免久居灰尘多、污染严重的环境，避免接触对气管和支气管有刺激作用的烟雾、毒气等。

● 拔罐诊疗

1.用火罐拔取中府穴。

2.用闪罐法拔取膻中穴、期门穴和大包穴。

3.用气罐拔取内关穴。

4.用火罐拔取天宗穴。

每穴留罐10分钟。留罐时间不宜太久，以免烫伤皮肤或皮肤起泡。

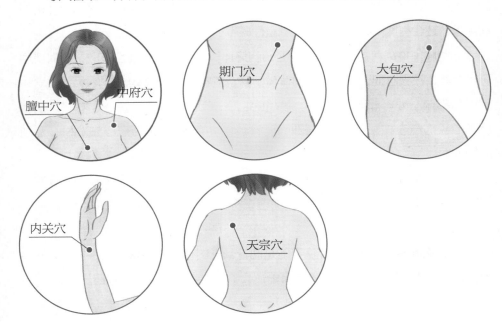

心律失常

● 了解病因

心律失常是心血管疾病中的常见症状。可单独发病，亦可与其他心血管病伴发；可突然发作而致猝死，亦可持续累及心脏而致其衰竭。心律失常一般和以下原因有关：阵发性心动过速、嗜铬细胞瘤、高血压性心脏病、心肌炎、颅内高压等。

● 疾病征兆

突发的心动过速可能是阵发性心动过速的征兆。阵发性室上性心动过速，多见于没有心脏病的青年人，发作时还会感到心悸、心前区不适、心绞痛、憋闷感或眩晕，发作的时间较短；如果是有心脏病病史的人发作，血压会突然下降，患者感到头晕眼花、恶心呕吐，伴有心绞痛，严重者甚至会休克、昏厥，可能发生猝死。阵发性室性心动过速多见于严重的心脏系统疾病患者，发作时，患者常常感到恐惧、不安，心前区疼痛，面色苍白，多尿，甚至会出现休克。

心动过速，呼吸困难，可能是心肌炎的征兆。可表现为胸闷、心前区隐痛、心悸和气促等。

心动过缓，高血压，可能是颅内高压的征兆。一般是弥漫性钝痛，多在早上起床时发作，呈持续性或阵发性加重，此外咳嗽、用力排便也会加重头痛，呕吐或换气可以使头痛减轻。

心动过速，高血压，可能是高血压性心脏病的征兆。还伴有头痛、胸闷等，随着病情的发展，出现劳力性呼吸困难。

● 调理指南

- 起居正常，保证充足的睡眠，避免喧闹，怡养性情，消除紧张、恐惧、忧虑、烦恼、愤怒等不良情绪的刺激。

- 注意劳逸结合，进行适当的慢运动，如散步、太极拳、五禽戏等，节制房事，预防感冒。

- 寒冷、闷热的天气容易诱发或加重心律失常，应提前做好防护，注意保暖、通风、降温等措施。

- 饮食宜清淡、营养丰富、少食多餐、低盐低脂、高蛋白、多种维生素；忌浓茶、咖啡、香烟、烈酒，以及煎炸、咸甜黏食物，少食细粮、松花蛋、动物内脏。兼有水肿者，应限制饮水量。

- 常备普奈洛尔、速效救心丸、硝苯地平等应急药品，以防意外发生。

● 按摩诊疗

1.将食指、中指、无名指并拢，用指腹按揉膻中穴，时间为3～5分钟。
2.将双手食指、中指、无名指紧并放于心俞穴和神堂穴上，点揉3分钟。
3.食指、中指并拢，用指腹揉按郄门穴、阴郄穴各2～3分钟，力度适中。
每日按摩一次，约15分钟。注意按揉力度，以局部酸痛为宜。

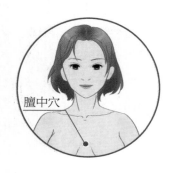
膻中穴

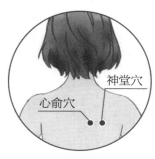
神堂穴
心俞穴

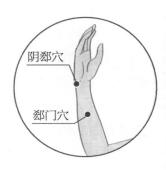
阴郄穴
郄门穴

腹痛

● 了解病因

腹痛多由腹腔内组织或器官受到某种强烈刺激或损伤所致，也可由胸部疾病及全身性疾病所致，不仅受病变刺激程度的影响，而且受神经和心理等因素的影响。一般和以下原因有关：肝脏海绵状血管瘤、肋间神经痛、病毒性肝炎、胆结石、胆囊炎、心肌梗死、胆管炎、肝脓肿、肝硬化、肝癌、脾曲综合征、胰腺炎、胰腺癌、脾破裂等病症。

● 疾病征兆

右上腹部突然疼痛，可能是肝脏海绵状血管瘤的征兆，呈慢性隐痛或急性剧烈绞痛。当肿瘤逐渐增大的时候会压迫周围器官，出现上腹部不适、上腹部隐痛、腹胀、嗳气等表现。

右上腹部疼痛，向右肩放射可能是胆结石的征兆。腹痛、发冷、发热、黄疸反复发作是胆结石的主要症状，其中腹痛较少发生剧烈绞痛。也可能是胆囊炎的征兆。急性胆囊炎症可能会引起右肋区轻微或剧烈的疼痛，且有可能放射到后背和肩胛。

右上腹部疼痛，呼吸困难，可能是急性右心衰竭的征兆，患者会出现右上腹部饱胀、食欲下降、恶心、呕吐、便秘、尿少或夜尿增多、肝区疼痛、呼吸困难等症状。

左上腹部剧烈疼痛，可能是胰腺炎的征兆。患者移动时上腹部疼痛更为剧烈，发热、恶心、呕吐，以及腹部表面的皮肤有青肿现象。

上腹部绞痛，向左肩或手臂放射，可能是心肌梗死的征兆。

上中腹部剧烈疼痛，恶心呕吐，可能是胃痉挛的征兆。有胃病的患者，很容易造成胃部肌肉抽搐，容易诱发胃痉挛并发症。也可能是胃及十二指肠溃疡的征兆，反复出现上腹部疼痛、消化不良、缺乏食欲、消瘦、呕血和便血。

下腹部疼痛，小便时疼痛可能是膀胱炎的征兆。

下腹部疼痛及血尿，可能是泌尿系统结石的征兆。

下腹部疼痛、坠胀，可能是疝气的征兆。

女性下腹部疼痛，可能是盆腔炎或宫外孕的征兆。

● 调理指南

- 有慢性胃炎、胃溃疡的病人，规律饮食，注意卫生，少食辛辣刺激、生冷等食物，戒烟酒。
- 要养成良好的饮食习惯，饭前洗手，细嚼慢咽，饭后禁止立即参加体育活动。
- 长期便秘引起腹痛者，应多吃含膳食纤维的食物。
- 注意气候变化，及时增减衣物，避免感受外邪，防止腹部受凉。
- 有慢性胃溃疡、十二指肠溃疡的病人，不饮或少饮浓茶或咖啡。
- 女性怀孕期间，保持良好心情，作息规律，定期孕检，如出现腹痛应及时就医。

● 拔罐诊疗

1.取腹部穴位，中脘穴、天枢穴、大横穴，选用小罐，留罐10分钟。每日一次。

2.足三里穴选用小罐，留罐10～15分钟。每日一次。

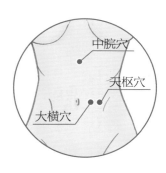

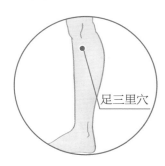

乳房异常

● 了解病因

乳房异常包括内外部异常变化，比如形态异常、肿块异常等。一般见于乳腺癌、乳腺增生、乳腺炎等。

● 疾病征兆

乳房的外观形态发生异常变化，可能是乳腺癌的征兆。疾病早期常表现为乳房肿块、乳头溢液、腋窝淋巴结肿大等症状，晚期可因癌细胞发生远处转移，出现多器官病变，直接威胁患者的生命。

也可能是乳腺增生的征兆。在不同年龄组有不同特点，未婚、已婚未育、尚未哺乳的女性，其主要症状为乳腺胀痛，可同时累及双侧，但多以一侧偏重；35岁以后的妇女主要症状是乳腺肿块，乳痛和触痛较轻，且与月经周期无关。45岁以后常表现为单个或多个散在的囊性肿物，边界清楚，多伴有钝痛、胀痛或烧灼感。绝经后妇女乳房腺体萎缩，囊性病变更为突出。

乳房有肿块，可能是乳腺炎的征兆。急性单纯性乳腺炎初期主要是乳房胀痛、局部皮温高、压痛、边界不清的硬结、有触痛；急性化脓性乳腺炎局部皮肤红、肿、热、痛，出现较明显的硬结，触痛明显，同时可见寒战、高热、头痛、无力、脉搏加快等全身症状，腋下可触及肿大的淋巴结，伴有触痛。

● 调理指南

- 应起居正常，保证充足的睡眠，避免喧闹，怡养性情。
- 注意劳逸结合，进行适当的运动锻炼，开阔心胸。
- 多进食富含纤维素的食物，如谷类、豆类的皮，以及各种蔬菜等。
- 可进行饮食调养，比如常食具有疏肝理气、活血化瘀等功效的药材或食材。

● 艾灸诊疗

1.用艾条温和灸法灸治天突穴。

2.用艾条温和灸法灸治肩井穴。

3.用艾条雀啄灸法灸治三阴交穴。

4.用艾灸盒温和灸法灸治肝俞穴。

每穴灸治15分钟。在施灸的过程中不能分散注意力，以免艾条移动，无法对准穴位，影响灸治效果，亦应避免艾灰落在皮肤上灼伤皮肤。

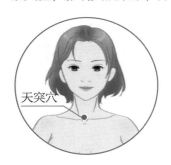 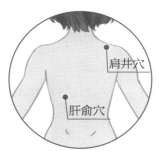 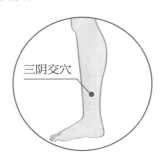

颈肩背腰疼痛

● 了解病因

颈肩背腰疼痛也困扰着很多人，其实常年的慢性疼痛还可能是很多大病的隐藏征兆。

颈部疼痛一般和颈椎病、结核性淋巴结炎、艾滋病、甲状腺肿大等有关。

肩部疼痛一般和颈椎病、肩周炎、脊柱侧弯等有关。

背部疼痛一般和颈肩综合征、颈椎病、胆囊炎、腰肌劳损、腰背肌筋膜炎、腰椎间盘突出症、中枢性神经痛等有关。

腰部疼痛一般和腰椎间盘突出症、腰肌纤维组织炎、腰肌劳损、腰椎骨刺、泌尿系统感染、腹主动脉瘤、强直性脊柱炎等有关。

● 疾病征兆

颈部疼痛、僵硬，可能是颈椎病的征兆。

颈部淋巴结肿大变硬，可能是结核性淋巴结炎的征兆。轻者一般只是淋巴结肿大、质硬，一般不会有疼痛感，没有其他全身症状；重者还会出现乏力、虚弱、体温较低、盗汗等症状。

颈部变粗，可能是甲状腺肿大的征兆。

肩膀不平，可能是脊柱侧弯的征兆。双肩高低不平，脊柱偏离中线，肩胛骨一高一低，一侧胸部出现皱褶皮纹，前弯时双侧背部不对称。

背痛，可能是颈肩综合征的征兆。颈痛、肩背痛，有时还会伴有头痛、上肢痛等，除了疼痛外，还有沉重、僵硬、酸胀和刺痒的感觉。

腰背部持续疼痛，可能是腰肌劳损的征兆。

背部下方疼痛，向腿部放射，可能是腰椎间盘突出症的征兆。急性椎间盘突出症往往会突然感觉到后背痛（腰痛），咳嗽或打喷嚏会使疼痛加剧、脊椎移动受限、坐时突感不适、站立时身体倾斜（为了缓解疼痛）。慢性椎间盘突出症，劳动后会使背部下方疼痛加剧，有时伴有清晨感觉发僵等。

● 调理指南

- 保持正确坐姿，避免久坐久站、弯腰搬重物。
- 经常进行按摩热敷等理疗，加强颈肩背腰肌锻炼。
- 注意劳逸结合，保暖，避免接触潮湿的环境。
- 每工作一小时最好起身走动一下，利用零碎的时间活动颈肩背腰，缓解肌肉疲劳。

● 按摩诊疗

1.用推法按摩命门穴、肾俞穴和腰阳关穴。

2.用一指禅推法按摩委中穴和阳陵泉穴。

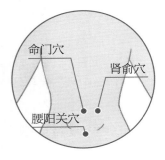
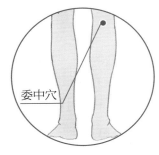
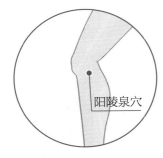

3.用揉法按摩环跳穴。

4.用擦法按摩昆仑穴和涌泉穴。

每日按摩一次，每次15分钟，以局部酸痛为宜。

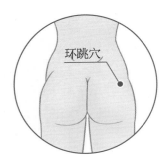
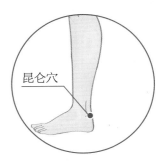
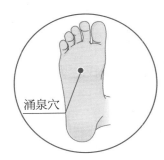

5 改善亚健康预防大病

学会自我检测健康状态

  防治疾病需要及早发现身体的隐患，学会自我健康监测，时刻关注我们的身体变化，正确评估身体健康状况，从而制定合适的治疗或调理方案。以下是判断身体是否存在健康隐患的一些指征：

判断身体是否存在健康隐患的指征

1	早上起床时，是否常有大量头发掉落。
2	是否经常感到情绪低落，甚至焦虑、抑郁。
3	是否常常遗忘一些事情。
4	每日是否能按时起居，睡眠保证 6~8 小时，不足 4 小时或每日超过 15 小时为不正常。
5	体重基本稳定，一个月内体重增减不超过 4 千克，超过者为不正常。
6	工作 1 小时后，身体就会倦怠，胸闷气短。不工作时，是否也常常感到疲乏无力、头晕脑涨。
7	一日三餐进餐甚少，排除天气因素，即使口味非常适合自己的菜，近来也经常味同嚼蜡。
8	感觉免疫力在下降，春、秋季流感一来，经常感冒。
9	性能力下降，经常感到疲惫不堪，没有什么欲望。
10	男性精液是否带血或者太稀。
11	观察最近尿液颜色和气味，是否出现颜色变红或怪味。

12	伤口是否愈合快，轻轻按压皮肤是否有莫名的瘀青出现。
13	成年女性月经周期在 28 天左右，超前或推后 15 天以上为不正常。
14	指甲是否出现脆弱、易变形。
15	头部进行低头、仰头、左右转、左右侧屈，做以上动作活动度是否受限，或有疼痛感，并伴有走路有踩棉花感、经常颈肩部疼痛。
16	是否有咽痛、颈部或腋下淋巴结肿大、肌肉疼痛、多处关节疼痛、头痛等身体不适。

　　如果你具有其中的 3~5 项，表明你已处于亚健康状态；具有 6~8 项，则表明你处于严重的亚健康状态；具有 9 项以上，表明你已到了疾病的边缘。

什么是亚健康

　　人体存在一种非健康、非疾病的中间状态，称为亚健康状态。处于亚健康状态者，不能达到健康的标准，表现为一定时间内的活力降低、功能和适应能力减退的症状，但不符合现代医学有关疾病的临床或亚临床诊断标准，就是人们常说的"到医院检查不出病，自己又常常不舒服"的状态。

　　身体性亚健康状态主要表现为疲乏无力、肌肉及关节酸痛、头昏头痛、心悸胸闷、睡眠紊乱、食欲不振、性功能减退、易于感冒、眼部干涩等。

　　心理性亚健康状态主要表现为焦虑不安、急躁易怒、心悸心慌、睡眠质量差、兴趣变淡、孤独忧郁、思维缓慢、反应迟钝、记忆力下降等。

　　社会性亚健康状态主要表现为情绪低落、不愿与别人交往，与他人的关系不稳定，情绪容易受外界影响而波动起伏大，注意力分散等；不能较好地承担相应的社会角色，工作、学习困难，不能正常地处理人际关系、家庭关系，难以进行正常的社会交往等。

亚健康状态影响因素

亚健康状态的发生多与生活中的许多因素有关，比如饮食不合理、作息不规律、睡眠不足、精神紧张、心理压力大、长期不良情绪、人际关系差等。找到相应的危险因素，采取对应的措施，能够在一定程度上改善亚健康状态。

● 不良的生活习惯

长时间缺乏休息和睡眠、熬夜、酗酒、吸烟、长时间伏案工作、缺乏体育锻炼、乱用保健品等不健康的生活方式。

● 饮食不规律

摄入过多的高热量、高脂肪类食物，三餐不规律、暴饮暴食、过度减肥、营养素缺乏等。

● 人际关系不好

工作不愉快、工作开展不顺利、工作能力不被认可，对生活现状不满意，人格缺陷和性格怪僻等心理原因，常出现情感受挫、孤独感等，进而诱发不健康的心理状态。

● 遭遇社会变故

遭遇离婚、丧偶、失业、纠纷、经济压力过重、单调生活、工作不顺利、学习不理想等变故，短期或长期产生各种负性情绪，无法进行自我调节，诱发亚健康。

● 环境因素

长期处于各种污染、噪声、无法适应的环境也会影响身心健康。

如何调理亚健康

亚健康状态既可以向好的方向转化而恢复到健康状态，也可以向坏的方向转化而进一步发展为各种疾病，这是一个从量变到质变的过程。因此，如果能找到病因并对症调理，便可以走出亚健康状态。

● 保持心情平和

调节心理是亚健康治疗的关键，通过自我心理调节是完全可以恢复到健康状态的。

当出现负担过重、大脑疲劳、筋疲力尽、脾气急躁等亚健康症状时，应学会正确处理压力和情绪，比如通过阅读、休闲娱乐等方式放松心情，学会从另一个角度看问题，这样你会豁然开朗。对于亚健康可能带来的严重心理问题，一定要及时寻求心理医生的帮助，进行心理疏导和治疗。

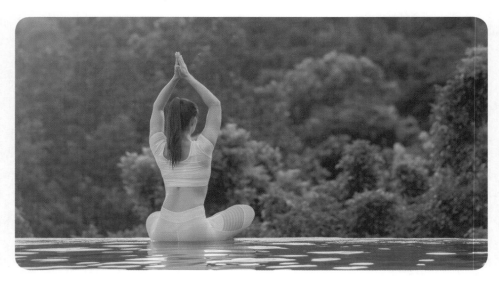

● 坚持运动锻炼

长期运动不足，使血液流动速度变慢，血流量减少，出现肌肉储量降低、骨密度偏低、肥胖、肺活量不足等问题，这也是亚健康的典型状态。适量的有氧运动可以改善心肺功能、促进新陈代谢、提高免疫力。建议每周进行3~5次，每次30分钟左右的运动，比如慢跑、游泳、爬楼梯、骑车等强度适中、时间长的有氧代谢耐力项目。

● 养成良好的生活习惯

戒烟限酒、不熬夜、保证充足的睡眠时间和良好的睡眠质量，避免久坐或长时间使用电子产品等。规律作息可帮助调节身体功能，这也是预防亚健康的重要手段。建议每晚有7~9小时的睡眠，同时保持睡眠环境的安静和舒适。

● 调理饮食

饮食要健康、多样化，建议适当增加蔬果、粗粮等食品的摄入，同时减少油腻、辛辣刺激性食物的摄入。当出现亚健康状态时，采用对症饮食调理，能取得意想不到的效果。

失眠、烦躁、健忘者可多吃富含钙、磷的食物。含钙多的如大豆、牛奶、鲜橙；含磷多的如坚果类、蛋类等。

神经敏感的人适宜吃蒸鱼，加点绿叶蔬菜，有安定神经的作用；也可以喝少许葡萄酒，帮助肠胃蠕动，松弛紧张的情绪。身体虚弱的人适宜吃炖鱼。

常感到疲乏无力的人可在口中嚼些花生、杏仁、腰果、胡桃等干果，它们含有丰富的蛋白质、B族维生素、钙、铁、植物性脂肪。

长期对着电脑工作者，如果感到眼睛干涩疲劳，可吃一些鳗鱼、猪肝等；如果感到大脑疲劳，可吃一些花生、瓜子、核桃、松子、榛子等坚果，有健脑、增强记忆力的作用。

压力过大者可以多摄取菜花、甘蓝、菠菜、芝麻、橙子等富含维生素C的食物。

脾气不好的人尝试纯牛奶、酸奶、奶酪等乳制品以及小鱼干等富含钙质的食物，有助于消除火气。

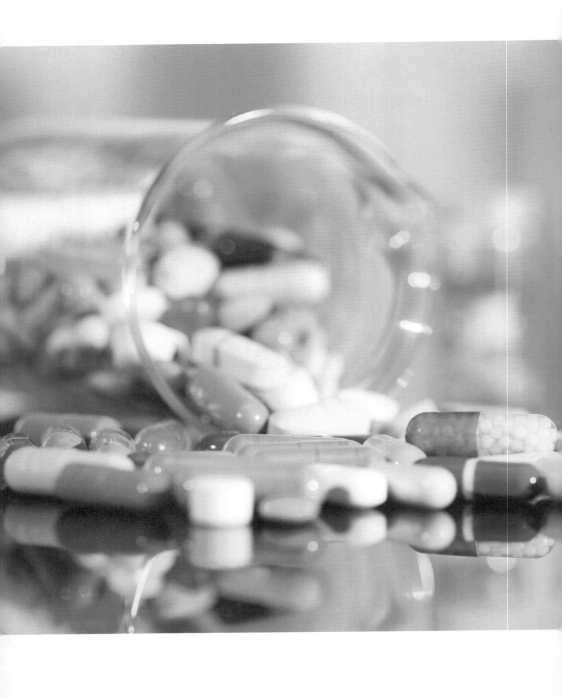

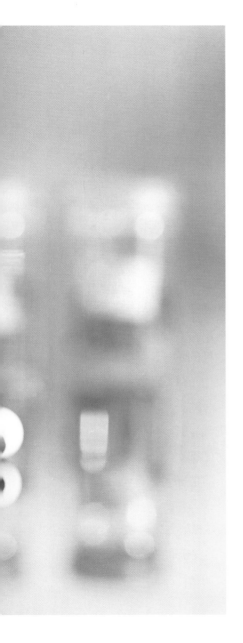

第5章

不可不知的
家庭用药常识

　　很多家庭都会涉及用药问题，也有很多人有各种用药疑惑，如多吃几种药疗效是否更强，如何对症选购常备药品……但药品不是食品，需要了解更多科学、合理、有效的用药知识，才能更好地治愈疾病。本章的主要内容包括家庭用药基本常识、家庭用药常见问题等方面，不仅教您看懂医生药单，还能轻松应对各种常见病。但是切记：用药需谨慎，请咨询专业医生。

家庭用药基本常识

合理安全用药

疾病除了日常调养、积极的手法治疗外，通常都离不开使用药物。那么什么是药物呢？我们认为，凡是用于预防、治疗、诊断疾病，以提高免疫力、调节人体生理功能，并规定有适应证和主治功能、用法、用量的物品，都可以称为药物。

科学、合理、安全地使用药物，才能发挥药物应有的作用，帮助人们祛病救命、保持健康。但是滥用药物或错误使用药物反而会对身体造成极大的危害。

药品根据用途、安全性、剂型、规格、给药途径的不同，分为处方药和非处方药。

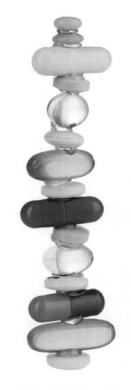

处方药是指只能凭有处方权的执业医师开出的处方，才能购买和使用的药品。这种药通常药理作用强，并具有一定的毒性及其他潜在的影响，用药方法和时间都有特殊要求，必须在医生指导或监护下使用。患者不可能随意在药店买到。

非处方药是指为了方便公众用药，不需要医师开具处方，患者可根据自己的病情，按药品标签、说明书，自行到药店购买使用的安全有效药品。这类药的毒副作用较少，而且容易察觉，一般不会引起耐药性、成瘾性。

家庭人群用药

不同的人群用药也不同，如果将一个家庭的人群细分，通常包括青中年人、老年人、妊娠哺乳期女性、儿童等，本章主要介绍青中年人、老年人和妊娠哺乳期女性具体用药时的注意事项。

● 青中年人用药四大禁忌

用药依赖

有些人体质较弱，每当身体一有不适，就赶紧买药服用，尤其是一些中药、中成药等。长期服药会使人从心理上对药物产生依赖，有的人只是小病小痛，日常调养或休息一段时间后便可缓解，不是必须服药，但心理上认为不吃药就不舒服。

擅自增减药量

有很多人服药时，会根据自身感觉症状轻了或重了而擅自增减药量，甚至停药，或增加药类。还有一些人偶尔一次忘记服药，就将两顿合在一起服用。这些都会增加用药风险，甚至引起中毒。如果症状减轻或加重，请及时就医，请教专业医生是否做出药量的改变，而不是擅自更改。

凭经验买药或换药

长期生病的人觉得"久病成医"，感到不适时，就会凭经验去药店直接买药服用；而且还经常听别人经验，擅自更换药物。这些都是用药的隐患。如果想要更换药物或尝试新药，需结合自身病情、药物不良反应、用药史等多种因素，听取专业医生的意见。

滥用补药

很多病人体质较虚弱，会选择各种营养品进补，比如人参、鹿茸等。但实际上，这些补品与药物一起吃对健康并无好处。因此不要过分迷恋滋补药，补药要辨证使用，盲目增补非但无功，反受其害。

● 老年人群用药四大原则

人到老年，机体各功能都有不同程度的减退，比如肝脏是机体药物代谢的主要器官，而老年人的肝脏代谢速度却只有年轻人的65％，如用药不当，很容易产生不良反应。

原则一：选择合适剂量

由于老年人肝肾功能减退，对药物的代谢能力下降，排泄也较慢，除维生素、微量元素和消化酶类等药物可以用成年人剂量外，其他所有药物都建议以成年人剂量的下限为标准。

用药时，应根据患者的年龄、健康状态、体重、肝肾功能、病情轻重等指数具体分析，能用较小剂量达到治疗目的的，就没有必要使用大剂量。具体请遵医嘱用药。

原则二：选择不良反应少的药物

老年人多患有多种慢性病，用药时间长，需长期治疗。加上老年人群的身体的能衰退，长期用药的不良反应较为明显，也是药物不良反应的高发人群。因此，在用药过程中应注意观察，如出现某些异常症状，应及时停药。

中老年人用药应坚持受益原则，要有明确的用药适应证，同时要确保用药的受益/风险比大于1。即使用药有适应证，但用药的受益/风险比小于1时，也不应给予药物治疗，可选择疗效明确、毒副作用小的其他同类药物。

原则三：选择长效药物

老年人可以优先选择服用长效药物，减少服药次数，增加服药的依从性。

原则四：选择最佳用药时间

老年人用药可以优先选择最合适的时间，有效提高药物疗效，减少毒副作用。一些老年疾病的发作、加重与缓解，具有昼夜季节的变化，因此在用药时还应进行择时治疗，选择最佳用药时间。

比如服用抗心绞痛药物的有效时间，应覆盖心绞痛的高峰发作时段。变异型心绞痛多在零点到六点发作，因此主张睡前用药；而劳力性心绞痛多在清晨到中午期间发作，一般在晚上用药。

● 妊娠哺乳期女性用药

由于妊娠哺乳期女性特殊的阶段，有的药物服用后会影响到胎儿或母乳宝宝，因此用药时需格外谨慎。

选择安全性高的药物

妊娠期女性对某些药物代谢不足，如四环素类等药物可导致严重的肝脏损害。最好选择对人体伤害小的药物，这样才能不影响胎儿或宝宝。

选择单一成分的药物

如果必须服用药物，最好选择单一成分的药物，对人体的伤害较小，同时也更加容易控制，适合特殊期妈妈服用。

慎用或禁用危险药物

妊娠期的女性应避免使用一些会增加流产风险的药物。应禁用或慎用以下药物：

禁用会收缩子宫平滑肌的药物，如麦角、垂体后叶素、奎宁等；

禁用剧烈的泻药（番泻叶等），会引起子宫和盆腔充血，以致子宫收缩；

禁用利尿药（氯噻酮、呋塞米、氨苯蝶啶等）；

禁用盐酸氯丙嗪、奋乃静等镇静安眠药，以及四环素类抗生素、甲苯磺丁脲等药物，有导致胎儿畸形的风险；

禁用毒性大、药性猛烈的中药，如巴豆、黑丑、斑蝥、商陆、水蛭、虻虫等；

禁用具有活血化瘀、行气破滞和辛热滑利作用的药，如大黄、枳实、附子、桃仁、红花等。

哺乳期女性体质较虚弱，用药既要考虑体质，又要考虑不影响新生儿健康问题。应禁用或慎用以下药物：

禁用碘剂，因为27％的药物会经乳汁排出，会抑制婴儿脑垂体分泌促甲状腺素，影响发育和功能；

禁用吗啡类成瘾镇痛药，因为在乳汁中的含量很高，与乳母用药量成正比，可抑制婴儿呼吸中枢，危及生命；

禁用氨基比林类药，可影响婴儿的造血功能；

禁用磺胺类药，可使婴儿发生核黄疸；

禁用地西泮，可使婴儿体重下降，易患高胆红素血症；

禁用卡那霉素、庆大霉素，可使婴儿中毒；

禁用含有枳实、厚朴等的破气下气药物，以免引起耗气太过，导致气虚；

禁用大热药物，如附子、肉桂、吴茱萸等，以免发汗太过，耗伤气血；

禁用大黄、芒硝等，以免通泻太过，引起腹泻，另一方面防止回乳；

禁止吃炒麦芽、花椒、黄连等，可能会产生回奶。

必要时可终止妊娠或停止哺乳

如果患有重大疾病需要及时治疗，必须使用一些风险高、危害大的药品时，可在医生指导下选择恰当的用药时机和给药方法，必要时可终止妊娠。哺乳期女性可以暂停哺乳。

家庭常备药

家庭要常备一些常用药物，在关键时刻可能会派上不小的用场。

● 退热药

成人常用的退热药包括中成药和西药。中成药退热作用较温和，适用于轻中度的发热，如清开灵颗粒、小柴胡颗粒等。

中成药退热无效或严重发热，并伴有头痛、肌肉痛、失眠等症状时，可以选择西药退热，比较常用的是非甾体类解热镇痛药，比如布洛芬、对乙酰氨基酚等。

● 祛痰药

成人常用的祛痰药包括中成药和西药。中成药有复方甘草口服液、牛黄蛇胆川贝液、强力枇杷露、蒲地蓝消炎口服液、蓝芩口服液等；西药有氨溴特罗、盐酸氨溴索、乙酰半胱氨酸、愈创甘油醚等。

伴有炎症感染时，应尽快就医检查是否感染细菌。这种情况下不能单纯使用咳嗽和咳痰药物治疗，还应该使用抗炎或抗生素药物治疗。

● 镇咳药

成人常用的镇咳药，西药包括喷托维林、氢溴酸右美沙芬、盐酸氨溴索等，中成药有橘红片、川贝止咳露、复方鲜竹沥口服液、复方甘草合剂等。

轻度干咳可服用普通的止咳药物进行治疗，比如复方甘草片、复方甘草合剂或者肺力咳合剂等。

如果剧烈咳嗽，夜间加重，可使用中枢性镇咳药，如氢溴酸右美沙芬胶囊等。

如果咳嗽且痰多，不容易咳出，需服用止咳化痰药，如氨溴特罗口服溶液、盐酸氨溴索口服溶液、复方鲜竹沥口服液等。

● 消炎药

成人常用的消炎药物较多，主要包括：

头孢类：主要用于治疗革兰氏阳性细菌等感染，有抗菌杀菌作用，对身体很多部位都起作用，如皮肤、呼吸道、泌尿等系统。常用药物包括头孢拉定、头孢呋辛、头孢曲松及头孢他啶等。

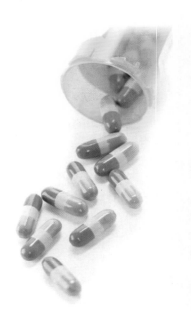

青霉素类：杀菌作用强，毒副作用小，对肝肾功能的影响较小，易过敏，需做皮试，严重肾功能损害者需慎用。常见药物有注射用青霉素钠、青霉素V钾片、阿莫西林胶囊等，主要用于呼吸道、皮肤软组织、泌尿生殖道感染等疾病。

大环内酯类抗生素：主要用于治疗需氧的革兰阳性球菌和阴性球菌及某些厌氧菌感染。常见药物有阿奇霉素、红霉素、罗红霉素等。

左氧类：左氧氟沙星、克林霉素类，克林霉素等抗生素可用于治疗细菌感染所造成的身体炎症，比如鼻炎、鼻窦炎、咽炎、扁桃体炎等。

● 止痛药

阿司匹林、布洛芬、吲哚美辛、保泰松、罗非昔布、塞来昔布等。止痛作用比较弱，没有成瘾性，使用广泛，疗效比较确切，用于常见的疼痛，如肌肉酸痛、疲劳性头痛、神经痛。

止痛药一般有非甾体类抗炎药、麻醉性镇痛药、抗焦虑止痛药等，都需遵医嘱用药。

非甾体类抗炎药：如布洛芬缓释胶囊、塞来昔布胶囊等。布洛芬缓释胶囊主要对轻至中度疼痛（头痛、关节痛、偏头痛、神经痛等）可起到抗炎和镇痛的效果。塞来昔布胶囊有抗炎、抗风湿作用，能缓解骨关节炎和类风湿关节炎、强直性脊柱炎引起的症状，以及急性疼痛。

感冒药

成人常备的感冒药物应以安全为主，一般包括中成药、汤剂、西药、冲剂、复方制剂，比如板蓝根颗粒、感冒灵颗粒、感冒胶囊、复方氨酚烷胺片、四季抗病毒合剂等。板蓝根颗粒和四季抗病毒合剂主要用于病毒性感冒引起的全身酸痛、发热、出汗、口渴、喉咙肿痛、鼻流浊涕、咳嗽黄痰；复方氨酚烷片属于非甾体类抗炎药，解热、镇痛、消炎效果不错，主要用于呼吸道感染引起的鼻塞、流鼻涕、头痛、头晕、打喷嚏等症状。

便秘药

成人便秘也较为常见，常见的治便秘药有乳果糖、开塞露等。

乳果糖通常不会被人体吸收，主要通过刺激结肠蠕动而缓解便秘，比较适宜老年人、孕产妇、儿童及术后便秘者。开塞露则具有高渗、润滑作用，可软化大便，刺激肠壁，反射性地引起排便反应，能使大便更容易排出。

止泻药

成人也常常会吃坏东西引起急性腹泻，常用的止泻药物有口服补液盐、蒙脱石散、双歧杆菌三联活菌散、盐酸洛哌丁胺胶囊、柳氮磺吡啶肠溶片等。

双歧杆菌三联活菌散一般用于肠道菌群失调引起的腹泻和腹胀，也可用于治疗轻中度急性腹泻及慢性腹泻。蒙脱石散可以使消化道病毒、病菌失去致病作用。口服补液盐可以用于预防和纠正腹泻所引起的水、钠和钾等电解质的丢失。

滴耳剂

成人常用滴耳药物有氧氟沙星滴耳液、苯酚甘油滴耳液、硼酸酒精滴耳液、耳道喷剂敷料等。

氧氟沙星滴耳液主要用于治疗慢性中耳炎、有炎症情况。苯酚甘油滴耳液主要用于急性中耳炎，耳膜充血、疼痛难忍、没有穿孔。若出现外耳道发炎、耳朵痒，可用硼酸酒精滴耳液，止痒效果不错。耳道喷剂敷料适用于有外耳道真菌感染的患者。

● 滴眼剂

急性结膜炎、干眼症、眼疲劳也是常见病之一，成人常用的滴眼药物有氧氟沙星滴眼液、左氧氟沙星滴眼液、妥布霉素滴眼液、庆大霉素滴眼剂、萘敏维滴眼液等。

萘敏维滴眼液，主要用于缓解眼睛疲劳、结膜充血及眼睛发痒等症状。

庆大霉素滴眼剂是广谱抗生素，主要用于治疗细菌性外眼感染及眼内感染。

氧氟沙星滴眼液用于治疗眼睑炎、泪囊炎、睑腺炎、结膜炎、睑板腺炎、角膜炎（含角膜溃疡），以及用于眼科围手术期的无菌化疗法。

左氧氟沙星滴眼液用于治疗眼睑炎、睑腺炎、泪囊炎、结膜炎、角膜炎，以及用于眼科围手术期的无菌化疗法。

妥布霉素滴眼液适用于外眼及附属器敏感菌株感染的局部抗感染治疗。

家庭用药常见问题

什么是 OTC 类药品

OTC药物就是非处方药物，患者可根据自身症状，而不需要出示医生的处方，就能去药店等地方买到的药品。一般情况下，这种药品都比较安全、稳定、有疗效。

OTC药物分为甲类和乙类。甲类OTC（红色）需在药店由执业药师或药师指导下购买和使用，只能在具有《药品经营许可证》并配备执业药师或药师以上职称技术人员的社会药店、医疗机构药房零售。

乙类OTC（绿色）无需医师或药师的指导就可以购买和使用，除了在社会药店和医疗机构药房销售外，还可在经过批准的普通零售商业企业销售。

如何保存药品

大部分的药品对储存都有一定的要求，不同的药品储存的条件不同，如果储存不当，常受光、热、水分、温度等外界条件的影响而变质失效。通常药品需要存放于避光阴凉处，避免光照、高温、潮湿的环境。

同时，保存药品时还需把成人药和儿童药、外用药和内服药等分开存放，既方便寻找，又能避免药物之间相互污染，导致药效降低，甚至产生毒性。

药物包装和说明书也不能随意丢弃，以防在急需用药、不确定药品是否过期、不清楚用药注意事项时，出现误服过期、变质药物，以及用量不合理等情况。

对于家中常备的药品，需要经常检查是否过期，尤其是开封后的药品，保质期会缩短，过了一段时间没用完需要丢弃，下次使用时需重新购买。

怎么读懂药品说明书

药品说明书的内容一般包括药名、规格、生产企业、药品批准文号、产品批号、有效期、主要成分、适应证或功能主治、用法、用量、禁忌、不良反应和注意事项等方面。中药制剂说明书应包括主要药味（成分）性状、药理作用、贮藏等方面。

药品说明书是服药的重要参考说明，不建议随意丢弃，应随药品一起保存。

一日三次 ≠ 一日三餐

药品说明书或医生开的服用事项一般会写明"一日三次"或"一日一次"等用药次数，很多人简单认为"一日三次"就等同于"一日三餐"后的服用，其实这是错误的服药方式。

"一日三次"具体的服药时间，应按相同的间隔时间服药，比如一天24小时可以平均分为3段，尽量每8小时服药一次。这样可保证体内药物浓度在24小时内都能维持相对平稳，既不易引起药物的不良反应，也能够取得较好的治疗效果。

考虑到作息规律，可以把服药时间安排在早晨6点、下午2点和晚上10点左右。

了解药品的不良反应

我们所说的药品不良反应，一般指在正常用法用量下出现的与用药目的无关的或意外的有害反应，既包括药品副作用，又包括药品的毒性反应、特异性反应、变态反应、依赖性以及继发反应等，并不是指无意或故意的超剂量用药及用药不当引起的反应。

通常情况下，一般的轻度不良反应在安全范围内，并不影响继续治疗。但有些症状却可能是严重不良反应的早期表现，需要随时观察，做好记录，及时咨询医生。

　　如果不良反应严重，出现其他异常症状或使原有病情加重时，应立即停药，及时就医。

规范使用抗生素

　　抗生素属于处方药，应遵医嘱使用，而且使用前还需确定有无过敏反应，比如使用青霉素前要先进行皮试。因此，不可擅自使用抗生素治疗。

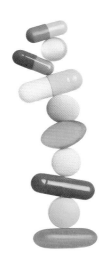

　　如果觉得抗生素的治疗效果不太理想，应及时就医询问，不要急着更换药物。要严格遵医嘱按时、按量用药，不要自行停药或减量、增量。一般感染引起的症状消失后，可停止使用；如果是特别严重的感染，在症状消失后，医生也可能叮嘱持续用药一段时间。

　　抗生素无好坏之分，不同的抗生素有不同的抗菌范围，要根据实际情况选药，而不是盲目追求新药。

输液不是万能的

　　输液不受胃肠给药等吸收率的影响，可以让药物直接进入体循环，快速、大量、直接、准确地给药，起效快，并及时补充水分、电解质、营养、血容量。

　　但输液也有其他的风险，比如静脉穿刺风险，发热、发冷、恶心、呕吐、头痛、周身不适等输液不良反应，以及交叉感染和严重过敏反应概率增加。

　　通常医生会根据药物的性质和病情来确定是否需要输液。比如有些抗生素或者其他一些需要液体稀释溶解后静脉给药的药物；需要抢救的紧急状况，必须建立静脉通道，随时药物治疗；出现严重感染需要大剂量使用抗生素输液；出现严重脱水或由于禁食需要及时补充液体、电解质、营养素等情况。

家庭常见病用药指南

湿疹

湿疹是由多种内外因素引起的瘙痒剧烈的一种皮肤炎症反应，分为急性、亚急性、慢性三期。急性期具有渗出倾向，慢性期则浸润、肥厚，有些人直接表现为慢性湿疹。皮损具有多形性、对称性、瘙痒和易反复发作等特点。患者常合并过敏性鼻炎、哮喘等过敏性疾病。

在日常生活中，应注意避免搔抓，饮食宜清淡，避免进食油腻、辛辣等刺激性食物。沐浴后应及时擦护肤乳，保持皮肤湿润。

● 地奈德乳膏

适用于皮质类固醇治疗有效的各种皮肤病，如接触性皮炎、神经性皮炎、脂溢性皮炎、湿疹、银屑病、扁平苔藓、单纯性苔藓、汗疱疹等引起的皮肤炎症和皮肤瘙痒。但此为糖皮质激素药物，不可长期使用，具体用法谨遵医嘱。

※ 用法用量

均匀涂于患处，每日2～4次。银屑病及其他顽固性皮肤病可采用本品封包治疗，但若发生感染则应结束封包，并使用适当抗菌药物治疗。

※ 注意事项

（1）偶尔可引起灼热、瘙痒、刺激、皮肤干燥、毛囊炎、多毛症、痤疮样皮疹、色素脱失、继发感染以及皮肤萎缩等不良反应。

（2）本品需遵医嘱使用，仅供外用，避免接触眼睛。

（3）对外用皮质激素或本品中含有的其他成分过敏的患者禁用。

（4）若同时存在感染性皮肤病，应停用糖皮质激素至感染被完全控制。

（5）孕妇及哺乳期妇女慎用。

● 七参连湿疹膏

适用于因风湿热毒瘀阻所引起的湿疹渗出不多者，有清热燥湿、活血消肿、祛风止痒等作用。

※ 用法用量

外用，适量涂敷患处，一日3~4次。

※ 注意事项

（1）本品为外用药，禁止内服，切勿接触眼睛、口腔等黏膜处。

（2）忌烟酒、辛辣、油腻及鱼腥发物。

（3）皮损处有溃烂、渗液者不宜使用，不宜同时服用温热性药物。

（4）用药部位如有烧灼感、瘙痒、红肿等应停止用药，以清水洗净，必要时及时就医。

（5）用药7天后若症状无缓解，应及时就医。

（6）儿童、孕妇应在医师指导下使用。

牙痛

牙痛是口腔疾患高发病之一，指牙齿或牙齿周围组织因各种原因引起的疼痛，可以分为急性牙痛和慢性牙痛。常见病因有龋齿、牙髓炎、根尖周炎、牙周炎、牙本质过敏等。

遇冷、热、酸、甜等刺激时，牙齿疼痛发作或加重，中医又称为"牙宣"等。日常生活中应注意保持口腔卫生，正确刷牙，餐后及时漱口，合理使用漱口水，也可配合使用牙线；减少进食酸性等刺激性强的食物。

● 甲硝唑片

适用于治疗肠道和肠外阿米巴病、阴道毛滴虫病、小袋纤毛虫病、皮肤利什曼病等，以及广泛应用于牙周炎、智齿冠周炎、牙龈炎引起的牙齿疼痛，属于抗厌氧菌的药物。

※ 用法用量

牙痛一般每日3次，每次1～2片，如果牙疼严重，可适当增加剂量，但一次不要超过3片，疗程7日。重复一个疗程之前，应做白细胞计数。厌氧菌感染合并肾功能衰竭者，给药间隔时间应由8小时延长至12小时。

※ 注意事项

（1）消化道不良反应最为常见，包括恶心、呕吐、食欲不振、腹部绞痛，一般不影响治疗。神经系统症状可有头痛、眩晕，偶有感觉异常、肢体麻木、共济失调、多发性神经炎等不良反应，大剂量可致抽搐；少数病例发生荨麻疹、潮红、瘙痒、膀胱炎、排尿困难、口中金属味及白细胞减少等，停药后自行恢复。

（2）有活动性中枢神经系统疾患和血液病者禁用，原有肝脏疾病患者剂量应减少。

（3）本品的代谢产物可使尿液呈深红色。

（4）出现运动失调或其他中枢神经系统症状时应停药。

（5）孕妇和哺乳期妇女禁用，喝酒时不能服用。

（6）用药期间，可能会出现犯困、打瞌睡等注意力不集中的症状，不要从事高度警觉的工作，比如开车等。禁食辛辣刺激性食物。

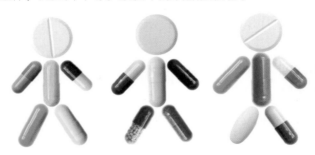

● 牛黄解毒片

用于火热内盛、咽喉肿痛、口舌生疮、目赤肿痛，本品具有清热解毒的作用。

※用法用量

口服，一次3片，一日2~3次。

※ 注意事项

孕妇禁用，不宜久服。

急性乳腺炎

急性乳腺炎是乳房的急性化脓性感染，多见于哺乳期妇女，尤其是初产妇。起病较急，表现为乳房红、肿、热、痛等症状。

本病大多由金黄色葡萄球菌感染所致。多采用抗生素治疗，也可用硫酸镁、如意金黄散外敷，同时注意排净乳汁。

● 乳癖消片

适用于痰热互结所致的乳癖、乳痈，症见乳房结节，数目不等、大小形态不一、质地柔软，或产后乳房结块、红热疼痛，以及乳腺增生、乳腺炎早期见上述证候者。具有软坚散结、活血消痛、清热解毒之功效。

※用法用量

口服。一次5~6片，一日3次。

※ 注意事项

（1）孕妇、对本品过敏者禁用。

（2）服药期间，忌食辛辣、生冷和油腻等食物。

（3）患有糖尿病或其他疾病者，应在医师指导下服用。

（4）极少数患者服药期间可见经期提前，停药后可自行消失。

（5）服药2周后若症状无缓解，应及时去医院就诊。

● 炎可宁片

用于急性扁桃体炎、细菌性肺炎、急性结膜炎、中耳炎、疖、痈、瘰疬、急性乳腺炎、肠炎、细菌性痢疾及急性尿路感染等疾病。有清热泻火、消炎止痢等功效。

※用法用量

口服。一次3～4片，一日3次。

※ 注意事项

（1）不良反应、禁忌尚不明确。

（2）如与其他药物同时使用，可能会发生药物的相互作用，详情请咨询医师或药师。

（3）孕妇忌用。

胃病

胃病是许多与胃相关疾病的统称，如急性胃炎、慢性胃炎、消化性溃疡、胃癌等高发病都属于胃病范畴。常见症状包括上腹胃脘部不适、疼痛、饭后饱胀、嗳气、泛酸、恶心、呕吐、腹泻、食欲不振等，严重者可有柏油便、黑便或血便。

胃病的病因主要有疾病、长期用药（阿司匹林、布洛芬，以及细胞毒性化疗药物等）、感染、饮食（高盐、辛辣刺激性、腌渍等食物），以及严重创伤、精神紧张焦虑、抑郁等，这些都可能导致胃壁黏膜损伤或修复障碍，引发糜烂、出血和溃疡。若长期存在炎症反应，迁延不愈则有可能会向胃癌转化。日常应注意饮食调理，少食辛辣、生冷、油腻食物，戒烟酒，加强锻炼，保持心情愉快。

● 健胃消食片

用于脾胃虚弱所致的食积，症见不思饮食、嗳腐酸臭、脘腹胀满以及消化不良。

※用法用量

口服，可以咀嚼，一次3片，一日3次。小儿酌减。

※注意事项

（1）高血压、心脏病、肝病、糖尿病、肾病等慢性病严重者，以及儿童、孕妇、哺乳期妇女、年老体弱者应在医师指导下服用。

（2）服药3天后若症状无缓解，应去医院就诊。

（3）对本品过敏者禁用，过敏体质者慎用。

● **多潘立酮片**

用于消化不良、腹胀、嗳气、恶心、呕吐。

※用法用量

口服。成人一次1片，一日3次，饭前15～30分钟服用。

※注意事项

（1）偶见口干、头痛、失眠、神经过敏、头晕、嗜睡、倦怠、腹部痉挛、腹泻反流、恶心、胃灼热感、皮疹等不良反应。

（2）机械性消化道梗阻、消化道出血、穿孔者禁用。

（3）分泌催乳素的垂体肿瘤（催乳素瘤）、嗜铬细胞瘤、乳癌患者禁用。

（4）中、重度肝功能不全者禁用。

（5）已知对多潘立酮或本品任一成分过敏者禁用。

腰椎间盘突出症

腰椎间盘突出症是现代人的高发病之一，是以腰痛、坐骨神经痛、下肢麻木及马尾综合征为主要表现的疾病。

发病原因多为椎间盘退行性改变，与长期低头、弯腰劳作、办公室工作等因素有关。椎间盘突出位置多以腰4-腰5椎间盘、腰5-骶1椎间盘多见。

腰椎间盘突出症大多数可以经非手术治疗。日常应保持正确坐姿，睡硬板床，注意休息，防寒保暖，加强功能锻炼，增强腰肌力量，防止复发。

● 腰痛宁胶囊

用于寒湿瘀阻经络所致的腰椎间盘突出症、坐骨神经痛、腰肌劳损、腰肌纤维炎、风湿性关节痛，症见腰腿痛、关节痛及肢体活动受限者。本品有消肿止痛、疏散寒邪、温经通络等作用。

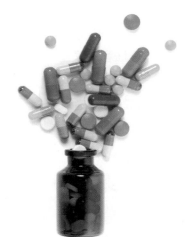

※用法用量

黄酒兑少量温开水送服。一次4～6粒，一日1次。睡前半小时服用或遵医嘱。

※注意事项

（1）偶见恶心、呕吐、胃腹胀痛、腹泻、皮疹、瘙痒、头晕、头痛、失眠、口舌麻木、心悸、血压升高、潮红等不良反应。

（2）孕妇、儿童、癫痫患者禁用；脑溢血后遗症及脑血栓形成的后遗症偏瘫患者服用时遵医嘱；心脏病、高血压、脾胃虚寒者及运动员慎用。

（3）风湿热体温37.5℃以上者应慎服或采用其他抗风湿治疗，合并高血压者不宜应用。

（4）对本品或组方成分过敏的患者慎用。

（5）如出现胃肠道不适等反应，可改为晚饭后服用，可减轻症状。

（6）本品不可过量久服，建议2周为一个疗程。

（7）服药后如出现口舌麻木、肌肉抽搐等症状，多饮温开水即可缓解，或遵医嘱。

（8）本品应注意避免与头孢类、硝咪唑类等药物同时使用。

（9）本品含马钱子粉，应避免与含马钱子的药物合并使用；本品含麻黄，应避免与麻黄及含麻黄组分的药物合并使用。

● 展筋活血散

用于跌打损伤所致的关节肌肉肿痛、急性软组织及其他慢性组织损伤、腰肌劳损、关节挫伤、肩周炎、颈椎病、腰椎间盘突出等。本品有活血化瘀、通络展筋、消肿止痛等作用。

※用法用量

用拇指指腹蘸药，在痛点处按顺时针方向旋转一次研摩30圈，每个痛点研药3次，每次蘸药约5毫克。一日研摩1~2次。

※注意事项

孕妇、皮肤破损处禁用。

心绞痛

心绞痛是冠状动脉供血不足，心肌急剧暂时缺血与缺氧，从而引起的以发作性胸痛或胸部不适为主要表现的临床综合征。心绞痛的疼痛特点为前胸阵发性、压榨性疼痛，可伴有其他症状，疼痛点主要位于胸骨后部，可放射至心前区与左上肢，劳动或情绪激动时发作，每次发作持续3~5分钟，可数日一次，也可一日数次，休息或用硝酸酯类制剂后消失。冠心病等心脏病或高血压、过度劳累、情绪激动、饱食、受寒、阴雨天气、急性循环衰竭等为常见诱因。日常应注意减少高盐、高脂肪、动物内脏食物的摄入，戒烟酒，多吃能改善血管的食物，加强锻炼，注意劳逸结合，情绪稳定。

● 硝酸甘油片

用于冠心病心绞痛的治疗和预防，也可用于降低血压或治疗充血性心力衰竭。

※用法用量

成人一次用0.25~0.5毫克（1片）舌下含服，不可吞服。每5分钟可重复服1片，直至疼痛缓解。如果15分钟内总量达3片后疼痛仍持续存在，应立即就医。在活动或排便之前5~10分钟预防性使用，可避免诱发心绞痛。

※**注意事项**

（1）过大剂量用药后可发生剧痛或呈持续性的头痛。

（2）偶可发生眩晕、虚弱、心悸和其他直立性低血压的表现。小剂量可发生明显的低血压反应，表现为恶心、呕吐、虚弱、出汗等，还包括晕厥、面红、药疹、剥脱性皮炎等。

（3）心肌梗死早期（有严重低血压及心动过速时）、严重贫血、青光眼、颅内压增高和已知对硝酸甘油过敏的患者禁用。

（4）血容量不足或收缩压低的患者、孕妇及哺乳期妇女慎用。

（5）诱发低血压时可合并反常性心动过缓和心绞痛加重。

（6）可使肥厚梗阻型心肌病引起的心绞痛恶化。

（7）如果出现视力模糊或口干，应停药。

● **硝苯地平片**

适用于变异型心绞痛、不稳定型心绞痛、慢性稳定型心绞痛，以及高血压（单独使用或与其他降压药合用）。

※**用法用量**

一般起始剂量10毫克/次，一日3次，口服；常用的维持剂量为口服10～20毫克/次，一日3次。部分有明显冠脉痉挛的患者，可用至20～30毫克/次，一日3～4次。最大剂量不宜超过120毫克/日。如果病情紧急，可嚼碎服或舌下含服10毫克/次，根据患者对药物的反应决定是否再次给药，通常调整剂量需7～14天。

※**注意事项**

（1）视患者的耐受性和对心绞痛的控制情况逐渐调整剂量。

（2）过量服用可导致低血压。

（3）可出现外周水肿、头晕、头痛、恶心、乏力、心悸、胸闷、腹胀、腹泻、神经过敏、睡眠紊乱、视力模糊等不良反应。

（4）偶见贫血，白细胞、血小板减少，紫癜，过敏性肝炎，齿龈增生，抑郁等。

（5）对本品过敏者禁用。

骨质疏松症

骨质疏松症是由多种原因导致的骨密度和骨质量下降、骨微结构破坏，造成骨脆性增加，从而发生骨折的全身代谢性骨病。除了长期缺乏钙、磷、维生素D之外，骨质疏松症主要与绝经、机体衰老等有关系。此外，内分泌疾病，多种慢性肾脏疾病，长期用糖皮质激素、免疫抑制剂、肝素、抗惊厥药、抗癌药、含铝抗酸剂、甲状腺激素等药物均可引发本病。患者应多食乳制品、虾皮、大豆、菠菜等含钙食物，多进行户外运动，勤晒太阳。

● 阿仑膦酸钠片

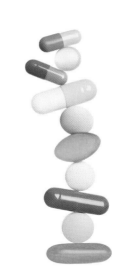

适用于治疗绝经后妇女以及男性的骨质疏松症。

※用法用量

口服。每周1次，一次1片70毫克。

※注意事项

（1）食管狭窄者禁用。

（2）不能站立或坐直至少30分钟者禁用。

（3）对本产品任何成分过敏者禁用。

（4）低钙血症禁用。

● 葡萄糖酸钙口服溶液

用于预防和治疗钙缺乏症，如骨质疏松、手足抽搐症、骨发育不全、佝偻病，还可作为儿童、妊娠和哺乳期妇女、绝经期妇女、老年人钙的补充。

※用法用量

口服。一次10～20毫升，一日3次。

※注意事项

（1）偶见便秘。

（2）高钙血症、高钙尿症、含钙肾结石或有肾结石病史患者禁用，心肾功能不全者慎用。

（3）对本品过敏者禁用，过敏体质者慎用。

（4）本品不宜与洋地黄类药物合用。

（5）服药期间，忌大量饮用含酒精或咖啡因的饮料、进食富含纤维素的食物、吸烟，这些行为均会抑制钙剂的吸收。

（6）本品与苯妥英钠类以及四环素同用，二者吸收减少。

（7）维生素D、避孕药、雌激素能增加钙的吸收。

（8）含铝的抗酸药与本品同服时，铝的吸收增多。

（9）本品与噻嗪类利尿药合用时，易发生高钙血症（会增加肾小管对钙的重吸收）。

（10）本品与含钾药物合用时，应注意心律失常的发生。

糖尿病

糖尿病是由多种病因引起胰岛素分泌障碍或作用缺陷导致高血糖的内分泌代谢病，具有一定的遗传倾向。高血糖则是由于胰岛素分泌缺陷或其生物作用受损，或两者兼有引起。

严重高血糖时会出现典型的"三多一少"（多饮、多尿、多食和消瘦）症状，多见于1型糖尿病。发生酮症或酮症酸中毒时症状更为明显。2型糖尿病发病前常有疲乏无力、肥胖症状，若得不到及时治疗，体重会逐渐下降。

● 盐酸二甲双胍片

用于单靠饮食控制效果不好的2型糖尿病患者，尤其是肥胖和伴高胰岛素血症者，本药不但有降血糖作用，还可能有减轻体重和抑制高胰岛素血症的效果。

对某些磺脲类疗效差的患者可奏效，如与磺脲类、α-葡萄糖苷酶抑制剂或噻唑烷二酮类降糖药合用，比分别单用的效果更好。

亦可用于胰岛素治疗的患者，以减少胰岛素用量。

※用法用量

口服，餐中或餐后即刻服用，可减轻胃肠道反应。

开始一次0.25克（1片），一日2~3次，以后根据疗效逐渐加量，一般每日量1~1.5克（4~6片），最多每日不超过2克（8片）。

※注意事项

（1）常见的不良反应有恶心、呕吐、腹泻、口中有金属味、乏力、疲倦、头晕、皮疹等。

（2）可减少肠道吸收维生素B_{12}，使血红蛋白减少，产生巨幼红细胞贫血，也可引起吸收不良。

（3）患者有以下情况禁用：

2型糖尿病伴有酮症酸中毒、肝肾肺功能不全、心力衰竭、急性心肌梗死、严重感染和外伤、重大手术以及临床有低血压和缺氧情况；

糖尿病合并严重的慢性并发症（如糖尿病肾病、糖尿病眼底病变）；

静脉肾盂造影或动脉造影前；

酗酒者；

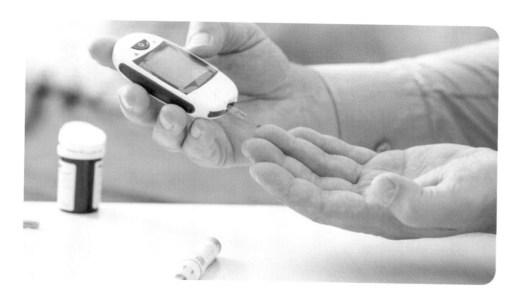

维生素B$_{12}$、叶酸和铁缺乏的患者；

营养不良、脱水等体质较差的患者。

● 阿卡波糖片

适用于2型糖尿病，可配合饮食控制血糖。

※用法用量

口服，餐前整片吞服，或随第一口食物咀嚼服用，剂量遵医嘱。

一般推荐剂量：起始剂量为一次50毫克，一日3次，以后逐渐增加至一次100毫克，一日3次。

※注意事项

（1）对阿卡波糖或非活性成分过敏者禁用。

（2）病人应遵医嘱调整剂量，并严格注意饮食。

（3）本品大剂量使用时会发生无症状的肝酶升高，用药前6～12个月应监测肝酶变化。如果观察到肝酶持续升高，可遵医嘱是否减少剂量或停止治疗。

（4）本品与其他降血糖药物（如磺脲类药物、二甲双胍或胰岛素）合用时，有增加低血糖的可能性，应调整合并用药剂量。

（5）本品可使蔗糖分解为果糖和葡萄糖的速度更加缓慢，因此应注意是否发生低血糖。

（6）患者有以下情况禁用：

有明显消化和吸收障碍的慢性胃肠功能紊乱患者，尤其是炎症性肠病；

患有由于肠胀气而可能恶化的疾患、严重疝气、肠梗阻或有肠梗阻倾向、肠溃疡；

严重肾功能损害的患者；

严重肝功能不全和肝硬化患者；

糖尿病酮症酸中毒者；

孕妇及哺乳期妇女。

前列腺增生

前列腺增生又称良性前列腺增生，以尿频、尿急、夜尿增多、排尿分叉和进行性排尿困难等为主要表现，是中老年男性多发症之一，主要由于缺乏锻炼、不良生活习惯、房事过度，或频繁手淫、经常憋尿等引起。因此，患者需适当进行锻炼，劳逸结合，低盐低脂饮食，改变不良的生活习惯。

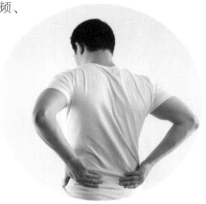

● 普适泰片

适用于良性前列腺增生，慢性、非细菌性前列腺炎。

※用法用量

可在进食时或单独服用。一次1片，一日2次，疗程3~6个月，或遵医嘱。

※注意事项

（1）儿童禁用，对本品中任何成分过敏者禁用。

（2）前列腺感染尿道狭窄、前列腺结石、膀胱颈硬化、前列腺癌症和其他前列腺疾病都会引起类似症状，在使用本品治疗之前应对上述疾病做出正确的判断。

（3）6个月可以收到最佳疗效，如有必要可以继续服用。如果病情恶化或持续6个月以上不缓解，患者应去医院就诊。

（4）本品含乳糖成分，患有下列罕见遗传性疾病者不得服用本品：半乳糖不耐受症、总乳糖酶缺乏症或葡萄糖半乳糖吸收不良症。

（5）衰老或肾功能不全者无需改变剂量。

（6）药品应妥善保存，避免儿童误取。

（7）非服药期间，请勿将内包装撕开，以免药片受潮变质。

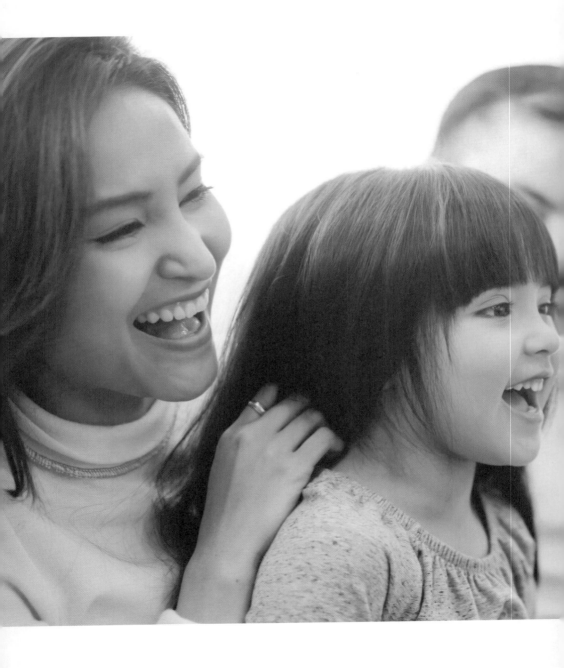

第6章

不可不学的
家庭急救常识

　　以前遇到紧急危重症等意外事故，人们常常寄希望于专业的医务人员。但随着现代急救知识的普及，越来越多人认识到家庭急救对急、危、重伤患者现场紧急救护的重要性，尤其是心肌梗死等危及生命的重症，使用合理的急救措施，几分钟就可能挽救一条生命。本章重点介绍了家庭急救医学常识，以及如何应对常见病症。通过本书，还可以学会心肺复苏术和AED基本急救步骤。

家庭急救常识须知

家庭常备急救药箱

如果家庭成员遇到"小病小痛"或突发紧急情况，打开药箱翻来翻去，是不是会发现一些五花八门的药，甚至还有过期药？那么，该如何准备和管理家庭的"急救小药箱"，才能让其真正发挥疾病"救急"作用呢？

● 应该怎么准备家庭药箱

家庭配备的家庭药箱应分为4部分：常用药品药箱、急救药品药箱、慢性病药品药箱，以及儿童药品药箱。

※ 家庭备药少而精

每种药箱不宜过大、药品数量不宜过多，如果储存药品过多，临用时反而不好找，而且容易造成浪费。药品一旦拆封，久放容易变质、失效，每种药品配备一两盒（袋、瓶）即可，以免浪费。

※ 根据家庭人员健康状况准备药品

如果家里有患有慢性病的老人或儿童，要准备其常用药，如高血压、冠状动脉粥样硬化性心脏病（冠心病）、癫痫、哮喘等慢性疾病用药。

※ 尽量选择不良反应较少的药品

优先选择上市时间长、疗效确切的老药，一些新药的不良反应有不确定性。

※ 选择疗效稳定、用法简单的药物

尽量选择口服药、外用药，少选或不选注射药物。

※ 选择常见病、多发病用药

如对乙酰氨基酚、布洛芬等解热镇痛药。

※ 根据季节储备药物

夏季宜储备解暑药、止泻药和治蚊虫叮咬药，秋、冬季宜储备抗感冒药、止咳药、化痰药、平喘药、冻疮膏等。

※ 家庭药箱严禁放入曾引起家庭成员过敏反应的药物

家庭急救药箱清单 1（药品）

急救药品名称	作用	注意事项
对乙酰氨基酚成人（颗粒、药片）	退热	对乙酰氨基酚吸收快速，安全性比较高。口服 30 分钟内就能产生退热作用，不良反应相对较小，对胃肠道刺激小，不影响血小板功能以及凝血功能，没有肾毒性。缺点是起效快，但控制体温的时间相对布洛芬要短，控制退热时间为 2~4 小时
布洛芬成人（颗粒、药片）	退热、止痛	布洛芬退热平稳且持久，对于 39℃以上的高热，退热效果比对乙酰氨基酚要好。缺点是有轻度的胃肠道不适，偶有皮疹和耳鸣、头痛，影响凝血功能及转氨酶升高等，也可能引起胃肠道出血，从而加重溃疡。 不推荐对乙酰氨基酚跟布洛芬联合或交替使用退热
蒙脱石散（成人版）	治疗水样腹泻	按药品说明书，或遵医嘱
口服补液盐 III 号	缓解感染性腹泻，中度脱水	按药品说明书，或遵医嘱

比沙可啶	缓解便秘	偶尔使用相对安全，长期使用可能会引起药物依赖
乳果糖（成人）	缓解慢性便秘	纤维素制剂，胃肠道梗阻、急性腹痛、乳糖或半乳糖不耐受等患者禁用
氯雷他定	缓解过敏性鼻炎、急慢性荨麻疹等过敏疾病	按药品说明书，或遵医嘱。 很多复方感冒药含有抗过敏成分，如马来酸氯苯那敏，如果已服用了相关药物，就不要再重复使用氯雷他定了
炉甘石洗剂	止痒	用于蚊虫叮咬、间擦疹、荨麻疹、水痘等多种情况。出现皮肤脱皮是正常现象。 使用前摇匀，用棉签蘸取涂抹在皮肤上；下一次涂抹时，先用温水将上次痕迹洗掉，擦干后再进行第二次的涂抹。保证粉剂每次都和皮肤直接接触，才能发挥药物的最大作用。 湿疹、皮肤破损时慎用
茶苯海明	防止晕车	出发前 30 分钟服用，每日不超过 4 片
晕车贴	防止晕车	在皮肤不过敏的情况下使用
头孢克洛、阿莫西林	抗感染	遵医嘱

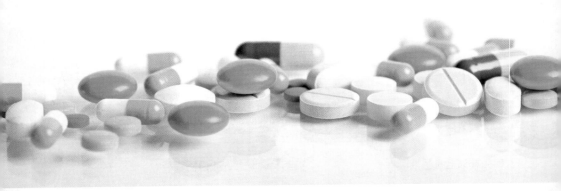

家庭急救药箱清单 2（物品）

急救物品名称	作用	注意事项
体温计	测体温	尽量选择电子体温计
血压计	测血压	尽量选择轻便的电子血压计，便于家庭自测
卫生棉签	涂抹药水或药膏	可常备小包装卫生棉签
创可贴	小伤口包扎	常备防水或普通创可贴。 小而浅的伤口可先用碘伏消毒，再用创可贴。 小而深的伤口，以及动物咬伤蜇伤、疖肿、烧烫伤、创面较大的擦伤、感染或污染较重的伤口等，不可使用创可贴。 严重者请及时前往医院处理
生理盐水	清洗伤口	严重伤口可先用生理盐水冲洗，再用碘伏消毒
碘伏	伤口清洗、消毒处理	常备小瓶或棉球包装。 相比碘酒或酒精，碘伏对伤口的刺激性更小
碘酒	伤口清洗、消毒处理	常备小瓶或棉球包装
消毒纱布	伤口包扎	常备小卷包装即可
无纺敷料贴	大面积伤口包扎	常备小包装即可
弹性绷带	包扎、固定伤口、夹板等	常备几卷即可。由于构造特别，不会妨碍血液循环
医用胶带	固定纱布、绷带等	常备几卷即可

止血带	止血包扎	主要用于四肢大出血紧急情况的急救，可以迅速止血。但使用不当或者时间过长可能会造成远端肢体缺血、坏死，甚至残废。因此应谨慎使用，需要在绑止血带的位置下面垫上一圈纱布或者护垫，避免肢体缺血坏死。要绑在伤口的上方，并尽量靠近伤口，松紧适宜，以观察伤口不出血为度。 绑完止血带之后，需记好时间，冬天每隔半小时、夏天每隔1小时要放松几分钟，然后再绑起来，以免绑的时间过久导致肢体缺血坏死。 小腿和前臂不能用止血带，起不到压迫血管的作用。上臂的中1/3部位也不能用止血带，可能引起神经损伤而致手臂瘫痪
圆头镊子	夹出异物	建议选用钝头的产品，以免操作不当或者操作错误造成二次伤害
圆头剪刀	剪断医用纱布、绷带、胶布等物品	建议选用钝头的产品，以免操作不当或者操作错误造成二次伤害
冰袋	缓解扭伤或肿胀	冰箱中常备一两袋即可
退热贴	退热	常备几袋退热贴即可

● 家庭急救药箱置备注意事项

药品是特殊产品，不同的药物有不同的储藏条件，正确地存放才能充分发挥药物的作用。

如果保存不当，不仅会失去药效或变质，误食还会对身体造成损害，这就失去了急救储备的意义，因此应妥善使用和保存。

※ 药箱如何选择?

尽量选择质量好、无异味的塑料药箱或铝合金材质的小药箱，不要选用纸箱，因为纸箱会吸潮，不利于药品保存。

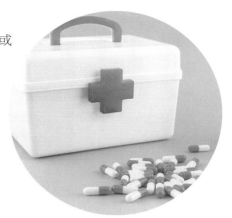

也可以购买更专业的急救药箱，设计合理，有隔层设计，可以摆放不同种类的药品及物品。带卡锁的更好，可以防止家里孩子因好奇打开药箱而误服药物。

※ 药箱如何储存?

药箱应存放在阴凉、干燥处，避免暴晒或受潮变质。不建议放置在阳台、厨房、浴室等区域。不要放在孩子的房间，或孩子触手可及的地方，防止儿童误服药品。

有些药品见光易分解而失效或产生有毒物质，应置于不透光处避光保存。有些药品需冰箱冷藏保存，如部分益生菌等。

儿童急救药箱可以与成人药箱分开，专门准备一个小药箱，放置儿童急救或常用的药物。

老人的慢性病药品药箱应放在老人房间里儿童够不着的地方，药箱上可贴醒目字体的标签，便于老人识别药品。

※ 药品与医药物品分类存放

急救药箱内要分类摆放，比如将内服药和外用药、处方药和非处方药、药品与保健品、急救物品工具分开放置。

如果是散装药，应按类分开，并贴上醒目的标签，写明存放日期、药物名称、用法、用量、失效期。

※ 药箱要定时检查

急救药品买来储存时，先仔细阅读说明书，确定保存条件。

应至少3个月检查一次药箱，以免药品或物品过期或变质。

很多药品开封后未使用完也要丢掉。因为药品一旦开封，有效期限就会缩短，并不能用包装上的期限来衡量是否过期，比如退热药、滴眼液、糖浆等各种液体药品。

※ 药品包装盒和说明书不要扔

药品的包装盒和说明书上标有指导安全用药的信息，也是选用药品的主要依据，含有药品名称、成分、适应症状、用法用量、不良反应、贮藏方式、禁忌证等关键信息。

因此，切记不要将包装盒和说明书扔掉，不仅用药时可以参考，而且用药后如果产生异常情况，也能及时发现与处理。

※ 关于过期药品的处理

家里常备的各种急救药品需要及时更换过期药，而这些过期药就成了危险废物。那么家庭应该如何处理呢？

我们可以把这些过期药品送到药物回收站，相关人员会统一清理销毁。如果附近找不到药物回收站，也可以送到就近医院或药店。有些药店和三甲医院也会回收过期药物，然后统一进行销毁。

※ 丢掉瓶装药里的干燥剂

如果是瓶装药，打开使用后，很多人会选择继续把干燥剂类东西留在瓶内，认为这样更能防止药品受潮。

但事实上，如果反复开启药瓶，这些干燥剂类物品同样会吸附空气中的水汽，久而久之也会导致药品变质。

要抓住抢救黄金时间

抢救患者的黄金时间，应首先明确因何种疾病需要抢救。疾病不同，抢救的黄金时间也不同。

● 心博骤停

发生心博骤停，应立即进行心肺复苏，这是全世界广泛普及的、最常用的、

能救命的急救术。（具体实施步骤请看本书第194页详情介绍）

心搏骤停的抢救黄金时间是4～6分钟，如果能够及时在心搏骤停后的4分钟之内开展心肺复苏术，那么可能有机会把患者从"鬼门关"拉回来。

如果错过了这个黄金时间，很可能便无力回天，因为人体心脏停止跳动4～6分钟之后，大脑就会发生不可逆的损伤。所以，抓住黄金时间进行抢救至关重要！

● 异物阻塞气管

儿童发生气管异物阻塞最为常见，部分成人也偶有发生。当有异物卡在咽喉部、气管以及支气管时，由于异物阻塞气道，患者马上就会出现呼吸困难，进而出现窒息，数分钟内若不及时抢救就可能出现生命危险。一般急救黄金时间为4～10分钟。

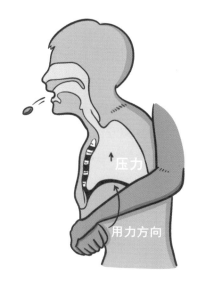

如果是气道不完全梗阻，患者一般表现为咳嗽、喘息或呼吸困难，但可以用言语或手势表示可能存在气道异物。这种情况下可以拍背协助其自主咳出异物。

如果是气道完全梗阻，患者一般表现为双手"V"形手势抓颈，不能说话、咳嗽，口唇发绀，甚至呼吸停止、抽搐，陷入昏迷。这种情况下必须当机立断，进行海姆立克急救法抢救。急救的同时呼叫旁人帮忙打"120"。（具体实施步骤请看下文P151详情介绍）

● 突然昏厥

这种意外情况老人和儿童比较常见。如果患者突然晕厥，很有可能由于脑部血液供应出现了暂时性或突然性减少而导致，也可能是周围环境温度过高、情绪波动剧烈、体内血糖过低，或者饮食不规律、过度熬夜、高热惊厥等原因。无论是何种原因，都要第一时间进行急救。

在病情未知的情况下，家长可以先将患者平躺，头偏向一侧，以便秽物流出，保证呼吸正常。然后将患者颈部、腰部衣服松开，减去呼吸束缚，避免窒息，抬起双脚，使脚部高于头部。若有旁人，应及时叫其帮忙拨打"120"。

若发现患者窒息，应立即施行人工呼吸。

若患者有抽搐现象，应在口中上下齿之间塞入一块缠有纱布的压舌板，防止咬伤舌头。

若孩子突然惊厥伴有高热现象，应施行物理降温。一般由高热引起的惊厥在退热后就会有很大缓解。

学会有效拨打"120"电话

我们国家的急救电话统一都是"120"。120是免费的，即使手机在锁机、欠费状态下也可直接拨打，公用电话也不用投币或插入磁卡，即可直接拨打。

当遇到突发急症或受到意外伤害时，要立即拨打120，获得急救中心专业人员的专业指导，并前来做进一步抢救。

那么，如何正确有效地拨打120急救电话呢？

要学会"三说""四做"。

● "三说"

120急救电话接通后，要保持沉着、冷静，语言尽量清晰、准确，重点说明以下三种情况：

说清地址：包括区、街道、小区、单元、门牌号等信息，楼层是否有电梯。如果是在公共场合，不清楚具体位置，可观察周围环境说明大致方位，如××区××街道××路，或者附近的标志性建筑。

说清病情：患者的姓名、性别、年龄等信息，说明病情、受伤或发病时间、主要症状，若有既往病史则一并说明；如果已经采取了现场急救措施，要简要说明救治情况；如果是意外伤害，要说清具体伤害类型，如触电、爆炸、塌方、溺水、火灾、中毒、烧伤、交通事故等。

说清联系方式：千万不要主动挂断电话，等待调度员的进一步指令，留下联系电话。挂断电话后，在等待时不要重复拨打120。

● "四做"

时刻保持电话畅通。拨打120的电话一定要保持畅通，防止出现因手机电量不足而关机的情况。

及时接应救护车。尽可能立即派人到约定地点接应救护车；约定地点最好选择就近的公交车站、较大的路口、胡同口、标志性建筑、醒目的公共设施等地点；见到救护车后挥手致意，带领医护人员前往伤患者家中或事故现场；尽量避免救护车因道路生疏或道路障碍而造成延误，从而可以更快地到达救治现场；提前清理门前、楼道等处堆放的杂物、自行车等，以免影响搬运患者。

准备好救治患者所需物品。此外，服药等中毒的患者，应及时把可疑药品或毒物带上。断肢的患者，要及时带上离断的肢体等。

时刻关注患者病情发展。在等待救护车时，如果患者突然倒地不省人事，或并发其他紧急情况，应及时采取自救、互救措施。

其他常用急救电话

除了120医疗救护电话，如果遇到紧急意外，还可以求助其他紧急急救电话。

● "110"公安报警电话

除负责受理一些刑事、治安案件外，"110"还接受市民其他紧急危难求助。例如：水、电、气、煤等公共设施出现险情、灾情等；有人溺水、坠楼、自杀等，或者老人、儿童、智力障碍人员、精神疾病患者等走失；遇到各种自然灾害或交通事故。遇到这些紧急意外情况均可报警。

● "119"火警电话

"119"火警电话主要是处置火灾，但同时还参与各种灾难、事故、意外的紧急抢险救援工作。比如：参与处置化学品及毒气泄漏等安全事故；因自然灾害引起的坍塌等事故；空难及重大事故的抢险救援；恐怖袭击等突发事件的应急救援；以及其他市民遇险求助时的救援救助等。

● "122"交通事故报警电话

遇到交通事故或交通纠纷时，可及时拨打"122"交通事故报警电话，并简要说明姓名、年龄、住址及联系电话，事故发生的地点及人员、车辆伤损情况，回答对方提出的问题，并待对方挂机之后，自己再挂机。交通事故造成人员伤亡时，应首先立即拨打120，再拨打122。

家庭急救"四步走"

如果遇到家庭成员突发意外事故，我们自己学会急救更能在关键时刻挽救生命，为获得专业救治争取更多的时间。那么一旦遇到意外，应该怎么做呢？

● 保持冷静

在遇到任何突发或意外事件时，我们应首先保持镇定，不要慌乱，头脑要冷静。根据救治原则，先救命，后治伤，果断实施救治措施。

● 判断病情

应及时检查伤患者意识是否清醒或完全丧失，再观察其胸部、腹部有无起伏，判断有无呼吸。再根据病情施以救助。

● 寻求帮助

突发事件中，若有家人在旁，迅速拨打120，如无家人，要高声呼救，寻求一切可能的更多帮助，比如公共场所在场的医生、请别人帮忙打120等。如果短时间呼唤不到更多的人来帮忙，那可以把手机开免提，边自我急救边打120。

如遇溺水、异物阻塞等特别紧急的情况，如果患者昏迷无呼吸，应先徒手行心肺复苏2分钟，再打120求救。

● 正确急救

如果没有正确的急救知识，当我们采取紧急施救的时候，可能会因为操作错误或者施救方法不到位，对伤员造成进一步的伤害。所以一定要正确掌握心肺复苏术，海姆立克急救法，外伤的止血、包扎、固定与搬运术等紧急救助知识。

在进行心肺复苏术时，可以多求助其他人交替进行，求助他人寻找附近可供使用的自动体外心脏除颤仪（AED）。如果患者经过急救，情况得到缓解，可将其摆放侧卧位，继续观察病情，等待专业的医疗人员前来救护。

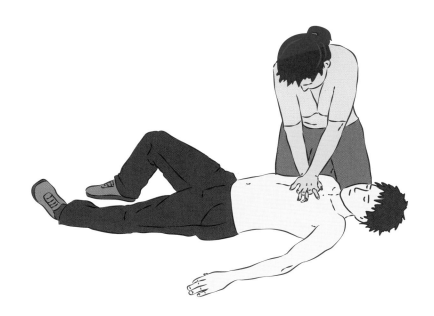

现场急救主要表现

现场急救时，可以从意识、脉搏、呼吸、面容、瞳孔、皮肤、体位、出血等表现特征来判断病情的轻重或急缓。

● 判断意识

一般情况下，人体意识清晰、敏捷、有条理。当人体意识出现异常时，说明大脑部分功能开始失常或受损。判断意识也分为以下几种情况。

※ 昏迷

如何判断是否陷入昏迷？可以先在耳边连续呼叫几声，或轻拍双肩，千万不要用力去摇晃或拖拽患者身体。如果患者一直无任何反应，就表示已经丧失意识，陷入昏迷状态。

一旦患者陷入昏迷，表明患者的脑皮质功能已出现严重障碍，但有的患者可能还有呼吸和心跳，必须尽快进行有效急救。

※ 意识模糊

意识模糊主要表现为有意识反应，但注意力和记忆力减退，出现活动、情感障碍，对外界事物判断不清，比如紧急情况的感染、高热等急症。

※ 嗜睡

因急症陷入嗜睡的患者，会出现不同程度的昏睡状态。这种嗜睡一般表现为持续性的、延长性的病理性睡眠状态，有一定的语言或运动反应，可被短暂叫醒，但很快又会陷入睡眠中。

※ 谵妄

谵妄多表现为意识模糊、思维紊乱和知觉障碍，一会儿安静不语，一会儿又躁动不安，多见于感染或中毒意外。

● 判断脉搏

判断完意识后，应检查患者的脉搏。脉搏是指随着心脏的舒张和收缩，在表浅的动脉所触摸到的跳动。人在正常情况下，脉搏的跳动保持着均匀的节律，与心率一致。

脉搏与年龄、疾病、环境、心情等因素有关。

不同年龄的人脉搏也不同：成年人为60~100次/分钟，老年人为55~75次/分钟。

※ 如何检查脉搏

成人可用桡动脉测量法，即手的腕横纹上方，靠拇指一侧。

检查时可将食指、中指平放在搏动最明显处，意识清醒者可先安静休息10分钟，意识昏迷者直接测量。用计量半分钟的脉搏数再乘以2即得出睡眠分钟的脉搏数。

如果情况紧急，患者桡动脉检查不方便，或者婴幼儿突遇意外，也可采取颈动脉（位于气管与胸锁乳突肌之间）、肱动脉（位于上臂肱二头肌内侧沟处）、股动脉（位于大腿上端，腹股沟中点稍下）等部位测量。

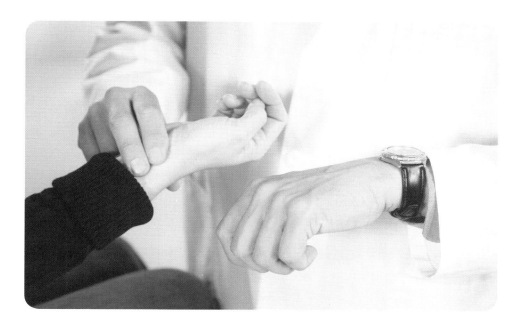

※ 如何判断异常脉搏

成人脉搏加快（≥100次/分钟）：比如出现高热、冠心病、心力衰竭、心律失常、甲状腺功能亢进等疾病。正常情况下，如情绪激动和紧张时、剧烈活动后，以及饭后、酒后等都可能会出现脉搏加快的情况。

脉搏减慢（≤60次/分钟）：多见于颅内压增高、阻塞性黄疸、房室传导阻滞、甲状腺功能减退等。

脉率不齐（时而摸到时而摸不到）：多见于心房颤动等突发性心脏疾病。

脉搏消失（不能触摸到脉搏）：多见于重度休克、昏迷，以及大动脉炎、闭塞性脉管炎等。

检查脉搏时，尽量不要超过10秒。如果患者意识昏迷、无呼吸，应立即进行心肺复苏急救。

● 判断呼吸

呼吸与生命息息相关，正常人的呼吸都是均匀且有规律的。成年人（包括老年人）的正常呼吸一般为16~20次/分钟。人体的呼吸频率与环境、心理、疾病等因素有关，与脉搏的比例是1∶4，也是判断人体疾病的表征之一。

※ 如何检查呼吸

若危重病人无法观察到，可跪在患者右侧，用耳朵贴在患者鼻孔前，仔细感受有无气息并计数，也就得出病人的呼吸次数。

若患者意识清晰，可以在测量前先不说话休息几分钟，再进行计量。

检查呼吸时，除了观察患者每分钟呼吸的次数，还要看其呼吸是否均匀，有无出现呼吸困难的表现。

※ 出现呼吸困难

呼吸频率快慢不一致，呼吸深度异常，严重时伴有面部发紫、鼻翼翕动、大汗淋漓等症状，多见于呼吸道阻塞、支气管哮喘、咽喉水肿、肺部严重疾病等。

※ 出现间停呼吸

有规律地呼吸几次后突然停止，然后又开始呼吸，这样的呼吸方式持续循环。多见于酮症酸中毒、脑膜炎、颅内高压等危急、重症患者。

※ 出现深大呼吸

呼吸的幅度增大、深而慢，是临床中比较常见的一种症状，一般出现于危急重症患者，多见于酮症酸中毒、肝昏迷、尿毒症等重症，以及呼吸系统疾病、心脏疾病等。病情严重时，需要及时地吸氧。

平时有剧烈的运动或精神紧张、情绪激动的时候，也可能会引起深大呼吸，这是一种正常的生理现象。

※ 出现潮式呼吸

主要表现为呼吸逐步减弱以至停止和呼吸逐渐增强交替出现，周而复始，呈潮水涨落样。周期可长达30秒～2分钟，暂停期可持续5～30秒。一般多见于中枢神经疾病、脑循环障碍、心血管疾病后期、大出血、中毒等患者。

最后，可根据呼吸变化来采取急救。如果患者无自主呼吸，应立刻进行人工呼吸。

● 判断体温

体温是由物质代谢转化为热能而产生，是保证新陈代谢和生命活动正常进行的必要条件。正常人的体温是相对恒定的，保持在36~37℃。

在正常的生理状态下，体温升高时，机体会通过减少产热和增加散热来维持体温相对恒定；当体温下降时，则随之增加产热、减少散热，维持体温正常。

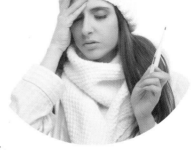

以下这些体温轻微变化的情况属于正常生理活动：

下午比早晨体温相对要高；

进餐后、劳动或剧烈运动后，体温轻度升高；

突然进入高温环境或情绪激动等可使体温轻度升高；

妇女在排卵期和妊娠期体温稍高于正常；

小儿因代谢率高，体温较成年人偏高；

老年人因代谢率低，体温比青壮年稍低。

※ 如何检查体温

测量体温一般以口腔、直肠和腋窝的温度为主，其中直肠温度最接近深部体温。口腔舌下温度为36.3～37.2℃，直肠温度36.5～37.7℃，腋下温度36.0~37.0℃。正常体温的标准是根据多数人的平均数值，并非为个体的绝对数值，还与环境、年龄、性别、运动、情绪等因素有关。

腋测法是临床上最常用的测量方法。测量时将水银测量表甩至35℃刻度以下，然后将有水银的一侧放入患者腋窝中央夹紧，5~10分钟后可观察体温。

水银温度计虽然测量更精准，但易碎，若破损后不能及时、正确清理，会危害健康和环境；而且水银体温计的读数字很小，老年人读取不便。国家规定水银温度计将于2026年1月1日全面禁产，目前家庭多采用电子体温计或红外体温枪等测量体温。

※ 电子体温计测量

使用前，先用酒精对体温计头部进行消毒。

按压开关，蜂鸣器马上发出蜂鸣音，当显示器上出现"℃"符号闪烁，处于待测状态。

测量十几秒后，当"℃"符号停止闪烁，同时体温计发出约5秒钟的蜂鸣提示声，表示体温计测量完毕，可以读取体温数据。

电子体温计具有自动关机功能，10分钟内会自动关机，建议在测量结束后按压电源键关闭电源。

※ 耳温枪测量

属于非接触遥测式温度测量仪，利用检测鼓膜所发出的红外线光谱来判定体温。

测量前先用酒精消毒，按压开关，蜂鸣器马上发出蜂鸣音，当显示器上出现

"℃" 符号闪烁，处于待测状态。

将探头伸入耳孔内，按下测量键，几秒钟后即可读取体温数据。

使用耳温枪测量时，最好都用新的"外膜套"，枪头越深入越好，但不要造成不舒服。此法不适合新生儿使用，6个月以上儿童使用时最好将耳朵轻往后上方拉；最好两耳均测量一下，取最高值。

※ 额温枪测量

额温枪（红外线测温仪）更适合公共场所和新生儿使用。

一般测量的位置在鼻梁之上、两眉中间的额头中央部位。把额温枪放于距此5~6厘米处测温。精度为±0.3℃，不建议做医用，主要用于非接触安全排查和防治。

※ 肛测法

首先用液体石蜡或油脂润滑体温表含水银一端，让患者屈膝侧卧或俯卧，将肛表（水银一侧）缓慢地插入肛门3~4厘米，3~5分钟后取出，用软纸或纱布擦干净后读数，一般肛门体温的正常范围是36.8~37.8℃。

※ 如何判断体温异常

低热指腋温为37.5~38℃；

中度热为38.1~39℃；

高热为39.1~40℃；

超高热则为40℃以上。

如果发热时间超过两周，则为长期发热。

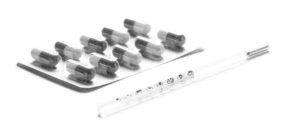

不超过38.5℃可采取物理降温，比如用湿毛巾擦拭头额、双腋及腹股沟等部位，或用退热贴、布包裹冰袋敷于额部。也可用28~30℃的水擦拭四肢、躯干两侧及背部等，但如果患者出现皮肤苍白或全身皮肤发凉，应立即停止。

超过38.5℃可采取药物降温，比如服用退热药或使用退热栓等。高热不退时，应及时补充水分和电解质，若口服有困难者可给予静脉补液，及时送往医院就诊。

● 判断面部表情

若患者突发意外疾病，也可观察其面部表情来判断病情。

※ 濒死面容

如果患者脸色苍白或灰白、表情淡漠、大汗淋漓、四肢厥冷、目光无神，一般多见于休克、严重脱水、急性腹膜炎、大出血等重症。

※ 慢性病面容

如果患者面色苍白、憔悴、枯瘦，一般多见于肺结核、恶性肿瘤等慢性消耗性疾病。

※ 烦躁不安

如果患者闭口咬牙、呻吟、皱眉、烦躁不安，常见于各种内外伤引起的剧烈疼痛、呼吸困难、急性腹痛、严重外伤和骨折等。

※ 面部颤抖

如果患者四肢抽搐、角弓反张、面部肌肉颤抖，多见于癫痫、破伤风等。

※ 面色苍白

如果患者面色苍白、唇色淡白无血色、少气懒言、浑身乏力，一般多见于失血过多。

● 判断瞳孔变化

瞳孔是眼内虹膜中间的小圆孔，直径为2~5毫米，对光反应灵敏，会根据不同的情况、环境做出相应的变化。

※ 瞳孔对光反射消失、瞳孔扩大

这种症状基本都属于紧急情况，多见于濒死状态或重度昏迷病人，临床上亦用以判断患者是否死亡。

※ 瞳孔散大

如果患者出现瞳孔散大，可考虑颅内血肿、颅脑外伤、脑炎、煤气中毒、青光眼等。此外，如果服用了阿托品、肾上腺素等药物，也会出现瞳孔散大的情况。

※ 瞳孔缩小

如果患者出现瞳孔缩小，考虑可能是脑出血、肿瘤、有机磷农药中毒、虹膜睫状体炎等。此外，如果服用了毛果芸香碱、氯丙嗪等药物，也会出现瞳孔缩小的情况。

※ 瞳孔边缘不齐

这种情况常见于虹膜粘连等。

※ 瞳孔不等大

一般情况下，如果瞳孔两侧不等大等圆，考虑颅内病变、脑外伤、肿瘤、脑疝等脑部功能病变。

● 判断体位变化

人的体位一般分为自动体位、被动体位、强迫体位三种，发生疾病意外时，观察患者的体位姿势也可以提前判断病情。

※ 自动体位

自动体位一般见于无病、轻病或疾病早期，患者肢体一般活动自如，不受限制。

※ 被动体位

被动体位为严重性的紧急情况，患者不能随意调整或变换体位姿势，常见于意识丧失、严重内外伤、极度虚弱者等。

※ 强迫体位

患者为了减轻痛苦而不得不采取的某种体位，比如：

仰卧位，多见于急性腹膜炎等；

蹲位，多见于心脏疾病等；

侧卧位，多见于大量胸腔积液、急性胸膜炎等；

角弓反张位，指头向后仰，胸腹前凸，躯干呈弓形，多见于破伤风患者、高热患者等；

坐位，一般多见于心力衰竭、急性哮喘发作、慢性阻塞性肺病等；

站立位，走路或运动过程中，突然站立不动，表情痛苦，一般多见于心绞痛、心肌梗死等；

不断翻滚，患者在床上不断翻滚，表情痛苦，呻吟，多见于胆肾结石、输尿管结石、肾绞痛等。

● 判断皮肤情况

通过皮肤的斑点、色泽、丘疹等异样情况，也可判断病情。

※ 皮疹

皮疹一般多为全身性疾病的表现之一，偶尔也见有局部性的，常见于传染病、皮肤病、药物和其他物质过敏反应等。

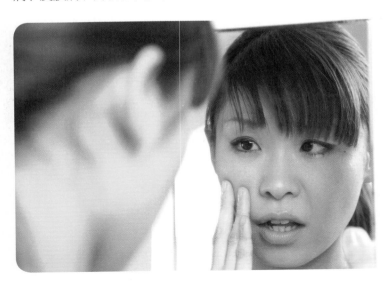

※ 荨麻疹

荨麻疹发作时手可触及略高于皮肤的局限性水肿，常伴有瘙痒，多见于异性蛋白食物过敏或药物过敏等。

※ 斑丘疹

斑丘疹发作时会同时出现斑疹与丘疹，其特点为在疹的周围会有皮肤发红的底盘，一般多见于风疹、猩红热等。

※ 斑疹

斑疹多由细菌或病毒引起，疹子大且成片，色红或紫，一般多见于伤寒、丹毒等疾病。

※ 皮肤苍白

一般多见于贫血、休克、虚弱、寒冷等。

※ 皮肤凹陷性水肿

皮肤凹陷性水肿用手指压之呈凹陷性，往往蔓延全身，而局部性的非凹陷性水肿一般提示有淋巴性疾病、炎症以及一些过敏性疾病。

从下肢开始水肿的，多见于心脏疾病。

从眼睑、头面部开始水肿的，多见于肾脏疾病。

※ 全身青紫

属于急症表现，一般多见于缺氧、心力衰竭、严重性肺炎、中毒、呼吸道阻塞等，尤以头面部表现最为明显，迅速蔓延全身。

家庭急救常见病症

气道异物阻塞

● 气道异物阻塞常见表现

气道异物阻塞是生活中常见的急症意外之一。如何判断气道梗阻也是必学的急救知识。

※ 气道部分阻塞

若气道没有被完全阻塞，还可以部分通气，可能会出现剧烈咳嗽、呼吸困难，每次费力呼吸时，喉咙会发出口哨声或冲击性的喘鸣声；面色先是涨得潮红，然后出现青紫色或苍白色；还会出现烦躁不安，接着意识丧失，严重者最后呼吸和心跳停止。

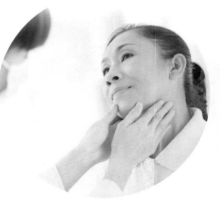

※ 气道完全阻塞

若气道完全被阻塞，会出现不能发声、咳嗽、呼吸，两手本能地做出掐住脖子的动作，这是发生完全性气道阻塞最明显的特征。面色也会马上由红润变得灰暗、青紫。

若阻塞的异物较大，会卡住喉头气管，很快就会窒息死亡；阻塞的异物较小或比较尖锐，除有吸气性呼吸困难和喉鸣外，大部分声音嘶哑，或失去声音。如果异物在气道停留的时间较长，还会出现疼痛、咯血等症状。

气道完全阻塞很容易导致窒息，家庭成员是第一时间的施救者，必须迅速使用海姆立克急救法排出异物，才有可能保住患者生命。

● 气道异物阻塞急救流程

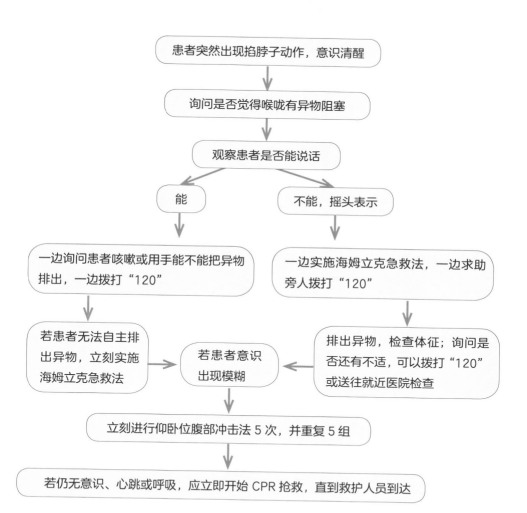

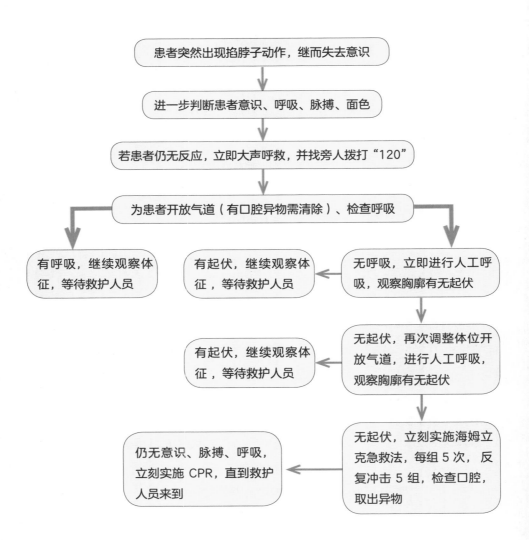

● 能救命的"海姆立克急救法"

成人的"海姆立克急救法"一般包括自救腹部冲击法（自我救助）和互救腹部冲击法（帮助别人）。

※ 自救腹部冲击法

主要适用于气道部分梗阻，患者自救。比如现场无人帮助、电话求救等待较久，并且患者意识清楚，具有一定的急救常识、技能，这种情况下可采取自救法。

自救法一：站立，一手握空拳放置于肚脐上2厘米的地方，另一手顶住空拳，两拳同时向内、向上推，反复冲击5次，每一次冲击明显分开，1秒进行1次，直到异物排出。

自救法二：站立，借助适当高度的椅子、桌边、栏杆等坚硬物体，依靠身体的重量瞬间用力往下压，反复5次，每一次冲击明显分开，1秒进行1次，直到异物排出。

※ 互救腹部冲击法

主要适用于救助患者，适合气道完全梗阻或部分梗阻、有意识（意识清楚或意识不清楚）。一般包括站立腹部冲击法、仰卧位腹部冲击法、胸部冲击法（主要用于孕妇和肥胖者）。

站立腹部冲击法

此方法不适用于孕妇和肥胖者以及1岁以下婴幼儿。

- 施救者站在患者身后，双腿一前一后，一腿顶住患者臀部，避免患者倒下受伤，然后双臂环绕患者的腰部。

- 让患者弯腰，头向前倾，保持头低胸高位，告知患者低头张口。

- 一手握空拳，放置在患者肚脐上2厘米位置，另一只手顶住空拳，突然快速地向内、向上冲击5次，每一次冲击明显分开，1秒进行1次。

- 如果患者意识清醒，就一直重复这个动作，直到异物排出；如果患者昏倒，立刻拨打120，并开始实施心肺复苏术。

仰卧位腹部冲击法

- 将意识不清的患者固定为仰卧位，救助者骑跨在患者腿上，一手掌根放置于患者的肚脐上 2 厘米位置，另一只手重叠放在一起，然后两手迅速往患者的腹部内侧冲击 5 次，每一次冲击明显分开，1 秒进行 1 次。

- 如果有异物被排出，用手清理掉；如果仍无法排出异物，不应再盲目施救，可能会把异物推往气管的更深处。

- 如果发现患者无意识、无呼吸、无脉搏，立即开始心肺复苏术。

胸部冲击法（站立或仰卧）

该方法适用于孕妇和肥胖者。

站立位

- 站在患者身后，双腿一前一后，一腿顶住患者臀部，避免患者倒下受伤，然后双臂放在患者腋下，环抱胸部。

- 让患者头向前倾，保持头低胸高位，告知患者低头张口。

- 一手握空拳，放置在患者胸骨中部，注意避开肋骨和剑突下缘。另一只手顶住空拳，突然快速地向内、向上冲击胸部 5 次，每一次冲击明显分开，1 秒进行 1 次，直到异物排出。

- 如果发现患者无意识、无呼吸、无脉搏，立即开始心肺复苏术。

仰卧位

- 将意识不清的患者保持仰卧位，救助者骑跨在患者腿上，一手掌根放置于患者两乳头连线中点的位置，另一只手重叠放在一起，然后两手迅速往内侧冲击 5 次，每一次冲击明显分开，1 秒进行 1 次。

- 如果有异物被排出，用手清理掉；如果仍无法排出异物，不应再盲目施救，可能会把异物推往气管的更深处。

- 如果发现患者无意识、无呼吸、无脉搏，立即开始心肺复苏术。

急危重症的家庭急救

● 急性心肌梗死

急性心肌梗死是冠状动脉急性、持续性缺血缺氧所引起的心肌坏死，主要表现为剧烈而持久的胸骨后疼痛，休息及服用硝酸酯类药物后都不能完全缓解，伴有血清心肌酶活性增高及进行性心电图变化，可并发心律失常、休克或心力衰竭，甚至危及生命。

常有心绞痛反复发作的病史，其疼痛程度比心绞痛剧烈，且持续时间较长。有时痛似刀割，并向左肩、前臂和上腹等处放射，常有烦躁不安、大汗淋漓、面色苍白、手脚冰冷、脉搏细弱、严重血压下降、心律失常等症状发生，甚至心搏骤停而猝死。

※ 病因

- 多由冠状动脉粥样硬化所致。

- 体力劳动过累、情绪过于紧张和激动、暴饮暴食、便秘、吸烟酗酒等因素均可诱发心肌梗死。

- 中老年人群是急性心肌梗死的高发人群，在发病前常会出现各种先兆症状，如自觉心前区闷胀不适、钝痛，并且钝痛感会扩散到手臂或颈部，伴有恶心、呕吐、出冷汗等症状。

• 发病前1~2天或1~2周会出现心绞痛加重、发作时间延长、硝酸甘油效果不佳、长时间心绞痛、心脏跳动不规律等前驱症状，发生上述情况要引起足够重视，及时就医。

※ 如何急救

• 急性心肌梗死虽然发病突然，但大部分患者都会有前驱症状，应及早发现，及早就医，防患于未然。

• 突然发病后，应立刻拨打120。

• 立即卧床、安静休息，防止不良刺激。

• 家中有氧气者可以吸氧，可减轻心肌缺氧的程度。

• 尽快舌下含服硝酸甘油片，可改善患者的心肌供血问题。

• 患者与家人都要情绪平稳，消除紧张恐惧的心理。

• 若医生不能短时间内赶到，应请救护人员处理，等患者平稳后再用担架送往医院治疗。

※ 日常调养

• 合理调整饮食，忌食刺激性食物及烟酒、浓茶，少食肥肉和动物脂肪及其他胆固醇较高的食物。

• 宜进清淡易消化、低脂饮食，控制血脂，可延缓冠状动脉粥样硬化，多食水果、蔬菜、全谷类、豆类和坚果等食物。

• 若患有高血压、糖尿病，还应控制血糖，低盐饮食。

• 若胆固醇高，可以适当减少吃鸡蛋的数量。

• 注意劳逸结合，适当运动，循序渐进。尽量避免熬夜，避免受寒。

• 本病发生后的 2 个月内，患者再次发作或死亡的风险较高，需严格生活管理，遵医嘱服药，定期去医院复诊。

- 本病发作急性期 12 小时内，患者绝对卧床休息，家属不宜频繁打扰其休息。

- 若无并发症发生，24 小时后可在床上适当进行上肢活动，以不觉劳累为度。若病情稳定，第 3 天可于床旁短时间站立，之后再于他人辅助下在病房内走动。第 4~5 天，逐步增加活动直至每天 3 次步行 100~150 米。

- 康复期患者可适当进行锻炼，如有胸痛、心慌、呼吸困难、脉搏增快，应停止活动，及时就诊。

- 对于慢性疾病的患者，如糖尿病、高脂血症、肾功能不全、高血压、冠状动脉粥样硬化、心律失常、心力衰竭等，即使无明显症状，也不可擅自调整药物剂量或停药，应定期就医，遵医嘱服药。

● 胸痛

胸痛是一种临床上常见且常危及生命的病症，患者自觉胸前区疼痛。一般发生在颈部以下、肋骨下缘以上的疼痛，都认为是胸痛。

按疼痛程度，可分为隐痛、轻微疼痛和剧烈疼痛。根据病因的不同，胸痛表现也不一样。心绞痛和心肌梗死表现为绞榨样痛，胸口有压迫感，主动脉夹层和气胸均可能有撕裂样痛，食管炎为烧灼样痛，肋间神经痛呈阵发性刺痛，胸膜炎表现为钝痛或隐痛等。发生在心前区的急性心肌梗死所致的疼痛，如不及时抢救，就会危及患者生命。

※ 病因

胸痛的原因复杂多样，主要是胸部疾病所致，如冠心病、主动脉夹层、肺栓塞、气胸、胸膜炎、带状疱疹、心包炎、心包填塞、食管破裂等；也可由心理疾病等其他疾病引起，其中急性冠脉综合征所占比例最高。

- 胸腔内脏器疾病：源于心血管系统疾病，常见的有心绞痛、急性心肌梗死、急性心肌炎、心包炎、心包肿瘤等；源于呼吸系统疾病，如肺部疾病（肺炎、肺结核、肺纤维化、硅沉着病和肺癌等）和胸膜炎、胸膜肿瘤、自发性气胸；源于食管病变，如食管裂孔疝、反流性食管炎、食管痉挛以及食管癌等；源于纵隔疾病，如纵隔炎、纵隔脓肿、纵隔肿瘤等。

- 胸腔外疾病：胸壁皮肤病变，以带状疱疹最为常见，还有由于神经炎、肿瘤压迫神经所引起的肋间神经痛；肌肉病变和胸椎病变，如胸部肌肉损伤、炎症、病毒感染及胸椎炎等；全身性疾病，常见的有血液病、骨肿瘤、痛风等。

- 流行性肌痛可出现胸、腹部肌肉剧烈疼痛，可向肩部、颈部放射。

- 非化脓性肌软骨炎多侵犯第一、二肋软骨，患部隆起，疼痛剧烈，但皮肤多无红肿。

- 心绞痛与急性心肌梗死的疼痛常位于胸骨后或心前区。

- 食管疾患、膈疝、纵隔肿瘤的疼痛位于胸骨后。

- 自发性气胸、急性胸膜炎、肺梗死等常呈现患侧的剧烈胸痛。

※ 如何急救

- 马上卧床休息，体位自由即可，但若为胸膜炎所致者，朝患侧卧可减轻疼痛。

- 用热毛巾或暖水袋进行局部热敷，可促进血液循环，减轻疼痛。

- 明确有冠心病、高血压、糖尿病、心绞痛等病史的患者，需要积极控制血压、血糖，按医嘱服用药物。出现胸痛时，先服用硝酸甘油后再就医。

- 若疼痛仍未缓解，应立即送往医院急救。

- 出现急性胸痛，应立即就医或拨打120，以免错过最佳抢救时机。

- 对于冠心病、心绞痛、心肌梗死的患者，需要进行药物治疗；对于有介入治疗指征的患者，需要尽快进行急诊介入治疗。

※ 日常调养

- 高血压、糖尿病、吸烟等人群需积极控制血压、血糖，戒烟戒酒，避免情绪强烈波动，过度劳累。遵医嘱服用药物，家中常备硝酸甘油，在出现胸痛时，可舌下含服 1 片后及时到医院就诊，但不要过量含服硝酸甘油。

- 有胃食管反流病史者应注意少食多餐，进食后不要马上平躺或睡觉，睡前不要饱食。

- 月经来潮前的胸部胀痛，建议穿着宽松无钢圈的内衣，适当局部热敷可以帮助缓解不适。

- 对于长期卧床的患者，家属需定时为其改变体位、帮助患者活动下肢，以预防深静脉血栓形成，防止肺栓塞。

● 中毒

中毒指有毒化学物质通过饮食、呼吸、注射或皮肤接触等途径进入人体，达到中毒量后与生物体相互作用，从而引起生物体功能或结构发生改变，出现暂时性或持久性全身损害的疾病。通常分为急性中毒和慢性中毒两类。本书中主要介绍日常生活中最易发生的一氧化碳中毒和食物中毒这两种情况。

※ 一氧化碳中毒

一氧化碳中毒又称为煤气中毒，吸入过量可引起中毒。煤气灶泄漏、烧炭或木材取暖、密闭汽车空间内、热水器洗浴等情况均可能引起一氧化碳中毒。

症状表现

轻度中毒者会出现头晕头痛、恶心呕吐、四肢无力、意识模糊、嗜睡等症状。

中度中毒者会出现面色潮红、心率加快、呼吸困难、站立不稳、昏迷等情况。

重度中毒者会出现持续昏迷、瞳孔缩小、大小便失禁、高热、心律失常、肺水肿、休克等症状。

如何急救

- 应立即打开门窗通风，将中毒者移至空气流通的地方，解开衣领、裤带，放低头部，头后仰，保持呼吸通畅。
- 意识清醒者可喝少量热糖茶水，平躺休息。
- 中毒者陷入昏睡、昏迷，但有呼吸，应立刻拨打120急救电话，并用手刺激人中、涌泉等穴位，促其清醒。
- 呼吸骤停者应立即进行人工呼吸。
- 中毒深度昏迷者应迅速送往附近医院急救。

※ 食物中毒

如果平时吃了变质或烹饪不当的食物，也会引起中毒现象。

判断症状

根据毒物性质，通常又分为感染性（细菌和真菌）食物中毒、化学性食物中毒、有毒动植物食物中毒三大类。

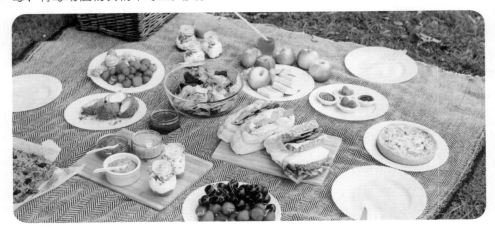

食物中毒主要表现为胃肠道症状，比如恶心呕吐、腹痛腹泻等，有的还会出现发热、脱水、酸中毒、休克、昏迷，甚至死亡。

如何急救

- 如果患者情况危险，呼吸骤停，要立即进行心肺复苏术，同时找人拨打120。
- 如果患者情况并不太严重，意识清醒，可用手指或筷子伸向喉咙深处刺激咽后壁、舌根进行催吐。同时拨打120，或自行前往附近医院。
- 不要自行乱服药物。去医院时记得带上疑有毒食物，或者保留呕吐物、排泄物，供化验使用。
- 因变质的鱼、虾、蟹等海鲜引起的食物中毒，可立即取食醋100毫升，加水200毫升稀释后一次服下，并及时就医。
- 如果是很轻的中毒，并无其他不适，可多饮温开水、葡萄糖水，避免吃油腻食物，平躺休息。如果后续有不适，请及时前往医院检查。

◎ 孕妇早产急产

家中有孕妇的，需特别注意早产、急产等危急意外情况的发生。

早产指妊娠满28周但不足37周分娩，此时娩出的新生儿为早产儿。

急产指产痛后3小时内即完成分娩，通常子宫收缩异常强烈、产道阻力很低，或者产妇对产痛没有知觉。往往会突然感到腰腹坠痛，短时间内就出现有规律的下腹疼痛，间隔时间极短；破水、出血、出现排便感，甚至阴道口可看见胎头露出。

※ 发生原因

- 产妇经常站立工作、多胞胎、羊水过多等因素均可导致胎膜早破。
- 子宫畸形或宫颈内口松弛。
- 孕妇患有妊娠高血压、心脏病、肾炎、阑尾炎等疾病。
- 孕妇腹部受到直接撞击、摔倒等也可能引起早产、急产。

- 有流产史、贫血、吸烟、酗酒、吸毒、营养不良等。

- 胎儿过小、双胎、胎位不正、胎盘异常等情况，易发生急产。

- 临产时出行远、过度劳累等，也容易发生急产。

※ 如何急救

- 如果是妊娠初、中期出现出血和疼痛，可能是流产，及时拨打120。

- 如果孕妇出现下腹部坠痛、有规律的子宫收缩，以及肚子开始变硬，每10分钟有1次以上的子宫收缩，每一次持续至少40秒，应立即就医，或者拨打120。

- 此时，孕妇要保持冷静、避免用力呼吸，采取左侧卧位以提高子宫胎盘血流量，降低子宫兴奋性，使子宫平滑肌松弛，从而减少自发性宫缩。

- 如果孩子马上要出来，已来不及就医，大声呼叫看附近有无医生或有医学知识的人帮忙。同时其他人准备好干净的毛巾、纱布、大水盆、热水（不能太烫）、孩子的东西、热水袋、产妇衣裤等产前用具。

- 此时，产妇不要用力屏气，尽量张口呼吸。

- 孩子头部露出时，用双手托住头部，不能硬拉或扭动；当肩部露出时，用两手托着头和身体，慢慢地向外提出。将婴儿用干净的布包好保暖，用干净柔软的布擦净婴儿口鼻内的羊水。

- 等待胎盘自然娩出，不要剪断脐带，并将胎盘放在高于婴儿的地方。

- 尽快将产妇和婴儿送往医院，或等待120专业医护人员到来。

※ 日常调养

- 孕妇一定要定期做产检，可以及时诊断出子宫颈张开、多胎妊娠、子宫肌瘤、子宫畸形等早产或急产迹象。

- 大月份的孕妇应尽量避免久站或负重动作。

● 昏厥

昏厥是因大脑一过性的供血不足或缺氧所致的短暂性意识丧失，具有突然发作、可自行恢复、恢复后一般不留后遗症的特点。

大部分的昏厥多突然开始发病，出现头晕、心慌、恶心、呕吐、面色苍白、全身无力、意识模糊等症状，可持续数秒钟或数分钟，甚至倒地。也有一些情况，患者浑身无力突然软倒而不是摔倒，没有意识丧失，及时蹲下，则症状很快消失。

※ 发生原因

• 患有心脑血管疾患，比如严重的心律失常、脑供血不足、贫血等，容易发生昏厥，严重时可伴有抽搐、大小便失禁等情况。

• 患有低血糖者，过度换气也会引起晕厥。

• 颈动脉窦综合征患者因衣领口过紧、扭头等也可诱发昏厥。

• 体质差、免疫力低的患者，如果遇到连续咳嗽不停、蹲下突然站立等情况，可能导致回心血量减少，突然引起昏厥。

• 当不合理使用某些镇静剂、安眠药、抗抑郁药、麻醉药等药物时，可直接抑制血管运动中枢，引起直立性低血压，导致昏厥。

• 长期在燥热、拥挤、通风不良的环境中工作，血压降低，也可能引起昏厥。

• 长时间站立、情绪激动、过度劳累、剧烈疼痛、饮酒及饥饿缺水也会导致晕厥。

※ 如何急救

• 昏厥时可能出现心率减慢或增快，血压下降，面色苍白，可出冷汗，此时应迅速蹲下或躺下休息。平卧位时取头低脚高位，松开腰带，注意保暖。

• 呕吐患者，应帮助患者侧卧，以免将呕吐物误吸入呼吸道。

- 可以给患者的下肢做向心性按摩，可促使血液流向脑部。
- 如果患者失去意识，还可以按压其合谷穴或人中穴。
- 患者意识恢复后，可给少量温糖水或温蜂蜜水。
- 原因不明的晕厥，应及时就医。

※ 日常调养

- 经常昏厥的患者，应保持良好心情，不要急躁，学会适应，积极配合医生查找病因。
- 协助有呕吐的患者做好个人卫生护理，避免误吸。反射性晕厥和直立性低血压的患者应注意及时补充水分。
- 慎用降压药、抗抑郁药等药物，遵循医嘱服药，不可擅自用药。
- 避免长时间站立或卧床休息，应当每日坚持适当锻炼，促进血液循环。
- 长时间坐着或平躺时，不要突然站起或突然下蹲，容易影响大脑供血。
- 避免长时间处于闷热、空气不流通的环境，居家常通风。
- 高血压患者要每日监测血压，入睡前控制液体摄入量，避免起夜。
- 经常昏厥者要避免登高、负重、驾驶等危险行为，避免造成意外伤害。
- 养成良好的饮食习惯，营养均衡，避免暴饮暴食、酗烟酒，或极度缺水。多食含膳食纤维的食物，少食油腻、辛辣、刺激、生冷食物。

● 脑震荡

　　脑震荡指头部遭受外力打击后，即刻发生短暂的脑功能障碍，病理改变无明显变化。属于较轻的脑损伤，一般经治疗后大多可以痊愈。脑震荡可单独发生，也可与其他颅脑损伤合并出现，应注意诊断。

　　主要表现如下：

　　意识障碍（短暂性昏迷）：程度较轻且时间短暂，持续数秒钟或数分钟，但不超过半小时。

近事遗忘（逆行性遗忘）：清醒后对受伤情况回忆不起来，但对受伤前的事情能清楚回忆。

其他症状：常有头痛、头晕、恶心、厌食、呕吐、耳鸣、失眠、畏光、注意力不集中和反应迟钝等症状。

神经系统检查无阳性体征。

※ 发生原因

• 一般认为脑震荡引起的意识障碍主要因脑干网状结构受损而致。这种损害与颅脑损伤时脑脊液的冲击、外力打击瞬间产生的颅内压力变化、脑血管功能紊乱、脑干的机械性牵拉或扭曲等因素有一定关系。

• 传统观念认为，脑震荡仅是中枢神经系统暂时的功能障碍，并无可见的器质性损害。但近年来研究和临床资料也证实，有半数脑震荡病人的脑干听觉诱发电位检查提示有器质性损害。

• 日常生活中，脑震荡一般多见于交通事故、撞伤、高空坠落等头部外伤。

• 老年人或儿童摔倒后容易导致脑震荡。

• 参加足球、拳击、搏击等竞技类高风险运动，如果防护装备不到位，更容易发生脑震荡。

※ 如何急救

• 脑震荡病人伤后应短期留院观察2~3天，以便及时发现可能并发的颅内血肿。同时需排除脑部有其他疾病情况。

• 若仅是脑震荡，仅需安静卧床休息1~2周，保持呼吸道通畅。注意观察病情变化，重者送医院治疗。

• 避免头部受震动，减少脑力劳动。

• 忌用吗啡和哌替啶。

• 如果有发热，可先进行物理降温。

※日常调养

- 脑震荡患者应注意静养休息，避免外界不良刺激。
- 减少脑力劳动，避免过度用脑，减少阅读。
- 要清淡饮食，作息规律，保持愉悦心情。
- 剧烈运动时做好防护，尤其是骑山地自行车、公路赛车、摩托车、电动车等高风险运动或工作时，切记戴上头盔，做好防护。
- 开车或乘车时，要系好安全带。

● 高空坠落

高空坠落多发生于一些高空作业或意外情况。

※ 判断病情

如果从高处跌落，根据坠落的高度、有无障碍物缓冲，以及身体落地的部位及姿态不同，症状表现也各不相同。

低层坠落轻伤者，可能安然无恙，也可能受些皮肉之苦和惊吓，也可能多处骨折、挫伤等。

但高层坠落重者非常危险，会出现肾挫伤、肝脾破裂、骨折、多部位流血不止、昏迷不醒，甚至直接失去生命。

※ 如何急救

- 如果坠落时有遮挡物，还未坠落下来，悬挂在某处，抢救者要在保障自身安全的前提下进行救助；同时拨打120医疗救护电话和119火警电话。
- 对于意识清醒、仅受伤的患者，应尽量选择平抬，避免二次伤害。
- 对于局部创伤可进行止血、包扎、固定等急救措施。
- 伤及血管、动脉干及骨骼者，可直接在伤口上放置厚敷料，绷带加压包扎以不出血和不影响肢体血液循环为宜。

- 如果是颅底骨折或脑脊液漏，切忌填塞止血，以免导致颅内感染。

- 颌面部伤者应保持呼吸道畅通，清除组织碎片、血凝块、口腔分泌物，同时松解颈、胸部纽扣。

- 如果患者失去意识，立即检查呼吸、脉搏，骤停者应立即进行心肺复苏抢救。

※ 日常预防

- 应定期检查阳台、天窗等悬挂物是否松动，注意阳台种植植物、花盆等是否有坠落风险及外墙渗水情况，如有，应及时进行整改。

- 家有小孩者，一定要看管好孩子，做好日常教育，远离防盗窗，切勿爬上爬下玩耍。

- 高空作业者发现安全措施有隐患时，立即采取措施，消除隐患，必要时停止作业。

- 遇到各种恶劣天气时，要对各种安全设施进行检查、校正、修理，使之完善。

- 搭拆防护棚和安全设施，需设警戒区、有专人防护。

- 严禁高空作业人员酒后作业。

● 触电

除了电线或电源插孔可意外触电外，用湿漉漉的手去接触用电器也很容易发生触电情况。

※ 判断病情

如果被电流击中身体，轻者会出现局部麻木、头晕、心悸、面色苍白、四肢无力、惊恐等情况，重者立即出现昏迷、抽搐、心律失常、休克、心跳及呼吸微弱、强直性肌肉收缩，进入"假死状态"。电击部位皮肤还会出现灼伤、焦化或炭化、组织坏死等情况。总之，触电时间越长，造成的身体损伤越严重。

还有的人触电后当时症状较轻，后来突然出现心跳骤停等迟发性反应。

※ 如何急救

• 发现触电后，若电源就在附近，应立即拉电闸或拔出插销。如果位置较远，可用竹竿、扁担、木棍、塑料制品、橡胶制品、皮制品等绝缘物挑开电源。如果拨不开电线，还可以用干燥的衣服、手套、绳索、木头圈住触电者的双脚，将其拖离电源。

• 如果是轻微触电，意识清醒，并无外伤，可以先安抚休息，再随时观察情况。

• 如果意识清醒，但头晕、心慌、面色苍白、全身无力等，也应及时拨打急救电话送医院观察。

• 对于触电引起的灼伤、出血、骨折等，在意识清醒的情况下，可进行止血、包扎、固定等处理。

• 如果心搏骤停，应立即做心肺复苏术，同时打电话叫救护车。

• 如果触电后的身体出现强直情况，不要误认为是"尸僵"，切勿放弃抢救。

• 如果是高压触电，现场救护非常危险，切勿盲目上前救助，等待专业人员确定电源已被完全切断后再施救。

※ 日常预防

• 不乱动、乱摸电气设备。当人体出汗或手脚潮湿时，不要操作电气设备。

• 居家发生电气设备故障时，不要自行拆卸，要找专业电工修理。

• 不用质量低劣、破旧损坏的电线和电气设备，一定要有保护接零和保护接地装置，并经常进行检查，确保其安全可靠。

• 修理电气设备和移动电气设备时，要完全断电。

• 雷雨天应远离高压电杆、铁塔和避雷针。

• 发生电气火灾时，应立即切断电源，用黄砂、二氧化碳灭火器灭火，切不可用水或泡沫灭火器灭火。

一般性病症家庭急救

● 低血糖

低血糖是由多种病因引起的以静脉血浆葡萄糖（简称血糖）浓度过低为主要表现的综合征，主要特点是交感神经兴奋和脑细胞缺氧。通常情况下，成年人空腹血糖浓度低于2.8mmol/L，糖尿病患者血糖值≤3.9mmol/L，即可诊断低血糖。

低血糖的症状主要包括出汗、饥饿、心慌、颤抖、面色苍白、头晕等，严重者还可出现神志模糊、言语不清、躁动、易怒，甚至昏迷等。

※ 判断病因

低血糖也分为病变因素或非病变因素导致。

非病变因素

- 长时间剧烈运动或体力劳动，体内血糖被大量消耗，不能及时补充血糖。

- 过度控制饮食，或进食间隔时间太长，也会引起低血糖症。

以上因素可根据低血糖典型表现判断是否出现低血糖症：

（1）是否自发性周期性发作低血糖症状、昏迷及其精神神经症状，是否每天空腹或劳动后发作。

（2）发作时血糖低于2.8mmol/L。

（3）口服或静脉注射葡萄糖后，症状可立即消失。

病变因素

- 糖尿病患者由于饮食控制，进行降血糖治疗中也易引起低血糖症。如2型糖尿病早期出现的进餐后期低血糖症。

- 有严重的肝肾功能衰竭、心力衰竭等患者。

- 内源性胰岛素分泌过多：常见的有胰岛素瘤、自身免疫性低血糖等，胰岛素拮抗激素缺乏，如胰高血糖素、生长激素、皮质醇等缺乏。

- 糖类代谢酶的先天性缺乏：如遗传性果糖不耐受症等。

- 特发性反应性低血糖症。

- 滋养性低血糖症（包括倾倒综合征）。

- 功能性低血糖症。

※ 如何急救

- 患者发生低血糖症状后，首先卧床休息，然后立即口服糖水或含糖饮料，或进食糖果、饼干、面包、牛奶等食物缓解不适。

- 随时观察，因为持续低血糖会引起不可逆的脑损伤。

- 如果陷入昏迷，可用指压人中、百会、涌泉等穴位，尽快送往就近医院或拨打120。

※ 日常调养

● 痛经

- 保持饮食规律，营养全面。平时可多食羊肉、鸡肉、韭菜、龙眼等具有温脾肾、升阳气作用的食物。少吃冬瓜、西瓜、葫芦、赤小豆等通利小便的食物，以保持血液容量。

- 若每日起床时经常感到头晕目眩，甚至昏倒者，在起床前可以先活动一下四肢，搓面，揉腹。

- 减肥不宜采取长期断食，以免引起低血糖。

- 日常多进行户外体育锻炼，增强身体的免疫力。

痛经一般指行经前后或月经期出现下腹部疼痛、坠胀，伴有腰酸，重症者会头晕、恶心、乏力、呕吐、腹泻、面色苍白、冷汗不止，甚至昏厥。主要分为原发性痛经和继发性痛经两类。

痛经时，常下腹部疼痛，可于行经前数小时开始。月经1~2天往往疼痛最剧烈，多呈痉挛性疼痛，持续时间长短不一，从数小时到2~3天不等，严重者常伴有面色苍白、出冷汗、恶心、呕吐、头痛等不良症状。

※ 病因

• 原发性痛经指生殖器官无器质性病变的痛经，多见于青春期、未婚及已婚未育者，正常分娩后疼痛多可缓解或消失。

• 继发性痛经指由盆腔器质性疾病，如子宫内膜异位症、子宫腺肌病等引起的痛经，可伴恶心呕吐、冷汗淋漓、手足厥冷，甚至昏厥。

• 经期剧烈运动、受风寒湿冷侵袭等，易引发痛经。

• 痛经也常与精神因素、内分泌等因素有关。

• 少女初潮心理压力大，久坐导致气血循环变差，经血运行不畅，经期受寒、吃冷饮等也会造成痛经。

※ 如何急救

• 突然痛经时，可用热水袋或热水瓶热敷小腹，对减轻疼痛有效。或者两只手搓热，轻轻地揉或按摩下腹部穴位，缓解疼痛。

• 然后多喝热红糖水，促进排出经血，可短时间内缓解轻度痛经。

• 不方便饮用红糖水时，也可饮用酸奶或牛奶，可以缓解由于子宫肌肉过度收缩而引起的痛经。

• 当痛经严重时，可以口服布洛芬、痛经胶囊等药物，可缓解疼痛，出现昏厥等情况及时就医。

※ 日常调养

- 可在经期前中多喝热红糖水，注意腹部保暖，预防痛经发作。
- 经期禁游泳、盆浴、冷水浴。
- 经期前注意休息，生活规律，忌食辛辣生冷。
- 疼痛不能忍受时辅以药物治疗。
- 调畅情志，保持精神舒畅，消除恐惧心理。
- 日常可做一些瑜伽练习，可以松弛肌肉及神经，增强体质，有助改善经痛。

● 高热

高热指身体在短时间内体温急剧上升，主要分为感染性发热和非感染性发热。低热为37.3~38℃，中等度热为38.1~39℃，高热为39.1~41℃，达41℃以上为超高热。发热时间超过2周为长期发热。

※ 发生原因

- 感染性发热一般是由细菌、病毒、肺炎支原体、真菌、螺旋体及寄生虫等各种病原体侵入后引起的急性发热。
- 非感染性发热可由无菌性坏死组织吸收、内分泌与代谢疾病、体温调节中枢功能失常、自主神经功能紊乱等症状引起，如暑热症、新生儿脱水热、颅内损伤、惊厥及癫痫大发作等。

※ 如何急救

- 一般不超过38.5℃可先进行物理降温处理。比如用冷温毛巾擦拭头额、双腋及腹股沟等部位，或用退热贴、布包裹冰袋敷于额部。也可用28~30℃的冷水擦拭四肢、躯干两侧及背部等，但如果患者出现皮肤苍白或全身皮肤发凉应立即停止。

- 超过38.5℃可采取药物降温，比如服用退热药或使用退热栓等。高热不退时，应及时补充水分和电解质，若口服有困难者可给予静脉补液，及时送往医院就诊。

- 既往有高热惊厥史或烦躁不安者，在降温同时给予镇静药，及时送往医院就诊。

※ 日常调养

- 炎热天气，应凉爽穿着，保持空气流通，及时使用空调或电扇降温。

- 多喝水、多吃水果，保持口舌滋润，小便通畅。

- 平日要加强体质锻炼，增强免疫力。

● 呕吐

呕吐指胃内容物或一部分小肠内容物，通过食管逆流出口腔的一种复杂的反射动作。多因胃失和降，胃气上逆所致，与肝脾有密切关系。

某些情况下，呕吐是人体的一种自我保护反应，比如误服某些有害的食物等。

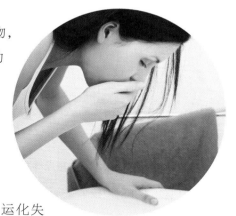

※ 发生原因

- 中医上，虚证为脾胃气阴亏虚，运化失常，不能和降；实证因外邪、食滞、痰饮等邪气犯胃，以致胃气痞塞，升降失调，气逆作呕。

- 西医上认为，呕吐多由消化系统的疾病和脑部疾病引起，如颅脑疾病及损伤、高血压脑病、脑血管意外、中毒、药物过量或毒性反应等。

- 急性扁桃体炎、急性咽炎、急性胆囊炎、咽喉部肿瘤等疾病可引起呕吐。

- 女性妊娠也可呕吐，一般是正常反应。
- 此外，醉酒、低血压、眩晕症等也会出现呕吐。

※ 如何急救

- 突发呕吐不止时，让患者采取半坐位或侧卧位，千万不能仰卧，以免呕吐物被吸入气管。
- 呕吐后要用温水漱口，把口腔里的胃酸冲走，避免引发二次呕吐。
- 可适当补充水分，防止因呕吐导致脱水。
- 尽量让患者远离强烈的气味，以免再次诱发呕吐。
- 禁用毛巾等物品堵住口鼻，以防呕吐物呛入气管。
- 呕吐不止者应及时就医，服用药物时尽量选择气味小的，避免随服随吐。

※ 日常调养

- 指压内关、中脘、足三里，可起到一定的止吐作用。
- 晕车者，提前服药。
- 平时注意锻炼身体、作息规律，保持心情舒畅、避免精神刺激，避免风寒暑湿外邪侵袭。
- 呕吐者宜吃清淡、易消化或者流质食物，少吃生冷、辛辣煎炸、油腻等食物以及喝酒。脾胃素虚者，禁食生冷瓜果、寒凉药物；胃中有热者，忌食肥甘厚腻、辛辣香燥等食物以及温燥药物，戒烟戒酒。
- 呕吐不止时应按医嘱规律用药，卧床休息，密切观察病情，病情加重及时就医。

● 中暑

中暑指在高温，或湿热、不透风的环境下，因人体体温调节功能紊乱而引起的以中枢神经系统和循环系统障碍为主要表现的急性疾病。

中暑会出现头痛、头晕、口渴、多汗等症状，一开始体温正常或略升高。但当核心体温持续上升达到38℃以上时，还会出现面色潮红、大量出汗、皮肤灼热、四肢湿冷等情况，甚至昏迷、四肢抽搐、多器官功能衰竭。

※ 发生原因

中暑多与自身散热增加或障碍、周围环境等因素有关。

- 在高温、高湿、不透风或强热辐射下，长时间从事剧烈活动（如强体力劳动、军训等），机体热量不断增加，及时散热困难，易引起中暑。
- 汗腺损伤、缺乏，比如皮肤烧伤瘢痕部位、汗腺缺乏症等也容易引起中暑。
- 中枢神经系统或者心血管功能下降，如大量饮酒者、老年人、心功能障碍者等。
- 长期服用影响出汗的药物，如抗胆碱能药和抗组胺药等，也可能引起中暑。
- 肥胖者或穿厚重不透气衣服者在高温环境下，也很容易引起中暑。

※ 如何急救

- 立即将患者移至通风阴凉处，使其侧卧或平卧，解开衣扣，开电扇或空调帮助降温。
- 迅速用冷毛巾、冷水袋或退热贴敷头额、双侧腋下及腹股沟部位，物理退热。
- 让患者口服仁丹或十滴水，喝点水或含盐的清凉饮料。
- 高热者可及时服用退热药。
- 中暑严重者需及时送往医院。

※ 日常调养

- 炎热夏季，家里最好备一些防暑降温药品（十滴水、仁丹、风油精等）。
- 儿童、老年人、孕妇，以及慢性疾病、心血管疾病患者等人群在高温季节注意防暑。

- 出汗多时多喝水，补充水分。饮食要清淡，少吃高热量、油腻、辛辣等食物，多吃水果，以及清暑益气的食物。

- 夏季多穿浅色、宽松的衣服，少穿紧身、厚重衣服。

- 天气炎热时，户外活动避免在中午或午后，最好选择早上或晚上较为凉爽的时间。

- 如果剧烈运动中出现了心跳加速、喘不过气、头晕、心慌等情况，需立即停止运动，寻找阴凉处休息，补充水分。

- 阳光强烈时可准备遮阳帽、太阳镜、防晒霜等防晒用具。

- 切勿将儿童、老人留在停放的熄火汽车内。

● 韧带损伤

韧带位于关节周围，是一种坚韧的纤维结缔组织，由胶原纤维和弹力纤维组成，附着在关节周围及内部，连接相邻骨骼，与肌肉组织一起维持着人体正常运动时关节的稳定，防止关节损伤。

韧带损伤通常指身体某一部位的韧带过度拉伸、撕裂，甚至完全断裂，从而导致关节松动或者不稳定，可分为急性损伤和慢性劳损。膝关节、手指关节和踝关节等部位最容易发生韧带损伤。

韧带扭伤后一般会发生小血管破裂而出血，出现局部肿胀、血肿、疼痛、压痛。活动障碍、有皮下出血的可看见青紫区，如果完全断裂，则关节稳定性下降。

※ 发生原因

- 如果关节遭受暴力产生非生理性活动，韧带被牵拉超过其耐受力时，即会发生损伤。韧带本身完全断裂也可将其附着部位的骨质撕脱，从而形成潜在的关节脱位、半脱位乃至完全脱位。

- 如果关节部位出现某个方位的非生理性运动时，该方位运动的内侧关节囊韧带和内侧副韧带就会受损，严重时还会损害前交叉韧带和内侧半月板。

- 膝关节的韧带损伤常见于足球、篮球、滑冰运动员及搬运工。
- 长期剧烈运动也容易出现韧带损伤。
- 在日常生活中，车祸、高空坠落等意外也会引起韧带损伤。
- 运动前热身准备工作不到位也会引起韧带损伤。
- 场地环境恶劣、心情不佳或过度疲劳同样会引起韧带损伤。

※ 如何急救

急性韧带损伤

- 急性韧带损伤发生后，应立即停止活动，不要让受伤的关节再负重，以减少出血。
- 用冷水冲洗损伤部位，伤后24小时内可以冰敷，每次冷敷15～20分钟，间隔1～2小时反复施加，可缓解疼痛和肿胀，有效止血，直到肿胀得以消退。
- 覆盖绷带加压包扎或其他办法压迫受伤局部，防止肿胀，包扎紧度适中，有压力但又不会让肢端发麻或缺血；可使用石膏、支具等来保护关节。
- 抬高患肢高于心脏部位，有助于减轻肿胀。
- 韧带完全断裂或怀疑并发骨折的，在加压包扎后及时就医治疗。
- 1~3天后，损伤部位的内出血已经停止，可用温热毛巾热敷，以消肿和促进血液循环。

慢性韧带损伤修复

- 发生韧带损伤后要及时处理、全面康复治疗。
- 若得不到及时治疗，关节会反复扭伤，关节软骨、半月板等重要结构会更进一步受损，导致关节过早老化，严重的会发展为继发性创伤关节炎。
- 韧带损伤按程度可分级指导治疗：

I度损伤，对症处理即可，多休息，几天后可自行恢复活动。

II度损伤，可采用保守治疗，需要制动受伤关节，保护受损韧带。

Ⅲ度损伤，部分撕裂可直接缝合修复，完全断裂则需手术将邻近肌腱、筋膜等组织转移修复重建。

- 遵医嘱用药，常用镇痛药物包括对乙酰氨基酚、布洛芬等。

※ 日常调养

- 定期有规律地锻炼肌肉和关节力量，如四肢、肩部、腰部等肌肉群，膝关节、踝关节、肩关节等部位肌肉，有助于降低韧带损伤的风险。
- 运动前要做好充分的热身准备，选择合适的运动场地及运动装备等，必要时佩戴护具。
- 有韧带损伤病史的，需康复锻炼后，逐步恢复运动。
- 不要在身体过度疲劳状态下进行运动，因为肌肉组织同样处于疲劳状态。
- 避免超负荷的剧烈运动或动作过大，容易导致韧带损伤。

● 动物咬伤

现代社会中，很多家庭都会养一些猫、狗等宠物，去野外时会碰到蛇虫等。大多数动物咬伤基本都是由狗、猫、鼠等宠物所致。应该如何处理呢?

※ 发生原因

动物的牙齿里有许多细菌，被其咬伤后应及时处理，否则会造成伤口感染。

狂犬病是动物中的潜在疾病，尤其是流浪动物。被患有狂犬病的动物咬伤而未注射狂犬病疫苗者的发病率较高。一般症状包括四肢乏力、烦躁不安、唾液过多、瞳孔散大、失眠多汗等。发病后2~3天，体温会升高到38℃左右，精神也陷入兴奋状态，严重者伤口肌肉会出现痉挛、麻痹，扩散到全身后导致死亡。

如果在野外被毒蛇咬伤，毒液经淋巴液和血液循环扩散，会引起局部和全身中毒，甚至死亡。

※ 如何急救

①被猫狗抓伤或咬伤

• 伤口未出现大量流血，用清水冲洗20~30分钟，及时前往医院处理，24小时内注射狂犬疫苗。

• 如果伤口较大，也不要着急止血，可遵循"先冲洗，再止血"原则。用3%~5%肥皂水清洗伤口，再用大量清水冲洗伤口至少30分钟。

• 如果四肢被咬伤且出血量大，可用止血带或带状物在伤口的近心端上4~6厘米处扎紧以防毒素扩散。头、躯干被咬伤不用止血带，不要包扎伤口，迅速前往就近医院进行诊治，在24小时内注射狂犬病疫苗和破伤风抗毒素。

②被蛇咬伤

• 平卧下来，使心脏高于被咬伤处，尽量使受伤部位的毒液停留在伤处，防止扩散。

• 尽可能辨识咬人的蛇的主要特征，如果能用手机拍下来最好，以便于后续专业医护人员进行针对性治疗。

• 及时拨打120，听从专业急救指挥。

• 不宜用口吸出毒素，可用毛巾、手帕，或从衣服上撕下的布条等，包扎在伤口近心端上5~10厘米处，松紧适宜。每隔1小时放松一次，每次放松30~60秒。如果伤处肿胀严重，更要及时检查松紧度。

• 可自行前往有抗蛇毒血清的医疗单位接受救治，但不能自己走路，尤其是腿部被咬者，避免毒素扩散；也可在原处等待医护专业人员前来救治。

※ 如何预防

• 与宠物保持安全距离，尤其是流浪的猫、狗等动物，不能突然惊吓或攻击动物，否则容易被抓伤。

- 宠物爪甲应及时修剪，培养训练其不乱咬乱抓的习惯。
- 遇到陌生宠物在身边围绕时，不要惊慌失措，可原地站住不动。
- 如果遇到被狗追时，可假装弯腰捡石头打它，不要抬脚踢它。
- 抚弄宠物时，尽量手心向下，慢慢接近它，不要抚摸头顶、尾巴等处，可抚摸下巴等部位。
- 去野外徒步或游玩时，尽量避开蛇虫出没较多的地方。

创伤急救

● 常备应急药品和材料

创伤应急常用药品

外用药：酒精、紫药水、碘酒、碘伏、百多邦、清凉油、云南白药、红花油、眼药水、止痛贴膏等。

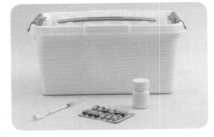

抗生素软膏：包括红霉素软膏、莫匹罗星软膏、金霉素软膏等，可用于膝盖、肘关节、皮肤擦伤等情况，以保护外露的内层皮肤。抗生素类药品不要随意使用，看清楚说明，或者按照医嘱使用。

抗组胺类药物：包括扑尔敏、氯雷他定、苯海拉明等，主要是为了抗过敏。

镇痛药：包括阿司匹林、去痛片、吲哚美辛等，用于缓解轻度至中度疼痛，如头痛、关节痛、牙痛、肌肉痛、神经痛、痛经。如若服药5小时后没有好转，请尽快去医院就诊，以免耽误病情。

创伤应急常用材料

止血常用材料主要包括常用无菌敷料、绷带、三角巾、创可贴、止血带等。

包扎常用材料主要包括创可贴、尼龙网套、三角巾、绷带、医用胶布等，也可用干净的手帕、毛巾、领带、围巾、衣服、床单等替代。

● 如何快速止血

基本所有创伤都会引起不同程度的出血，大出血常是外伤后导致死亡的主要原因。一般轻微出血比较好处理，但是当有严重创伤，甚至伴有内脏破裂或骨折时，如何快速止血是急救的重点。

指压动脉止血法

适用范围：头、面、颈、四肢动脉等紧急重度出血情况。

操作方法：

用手指用力压住近心端血管上部，闭塞血管，短时间内使血流中断，达到止血目的。

具体部位操作方法：

头顶（颞浅动脉）出血：用一只手的拇指垂直压迫耳屏上方1～2厘米处的颞浅动脉搏动点。

头颈部（颈动脉）出血：用拇指或其他四指压在出血一侧的颈动脉（气管与胸锁乳突肌之间）搏动处，向颈椎方向施压。不能同时压迫两侧颈总动脉，以免造成脑缺血而坏死。

面部（面动脉）出血：先用一只手固定头部，再用另一只手的拇指压在下颌角前上方约1.5厘米处（咀嚼肌下缘与下颌骨交接处）的面动脉搏动点，向下颌骨方向垂直压迫。

肩部（锁骨下动脉）出血：手指放在锁骨上窝处，然后向下垂直压迫锁骨下动脉搏动点，向深处的第一肋骨施压。

前臂（肱动脉）出血：一只手握住伤肢腕部，另一只手的拇指压在上臂肱二头肌内侧缘动脉搏动处，并向肱骨方向垂直压迫。适用于手、前臂及上臂的动脉破裂出血情况。

手掌手背（尺、桡动脉）出血：用双手拇指分别在腕横纹上方两侧动脉搏动处垂直压迫。

手指（指动脉）出血：用拇指、食指分别捏住伤指根部左右两侧。

大腿（股动脉）出血：双手叠放在大腿根部股动脉搏动处，用力垂直向下压迫。

小腿（腘动脉）出血：双手拇指重叠放在腘窝横纹中点动脉搏动处，垂直向下压迫。

足部（足背及胫后动脉）出血：用一只手的拇指垂直压迫足背中间近足踝处（足背动脉），另一只手的拇指垂直压迫足跟内侧与脚踝之间处（胫后动脉）。

注意事项

①指压动脉止血法不能长时间使用，仅适用于动脉出血紧急处理。长时间压闭动脉会导致供血中断，有可能出现肢体损伤甚至坏死的情况。

②该方法压迫的力度以能止血为度，不要太过用力，以免造成神经损伤。

③紧急控制住动脉出血后，视情况换其他止血方法。

加压包扎止血法

此方法主要指用厚纱布、棉垫放在伤口上，然后再用绷带、三角巾等适当增加压力包扎，直至停止出血。

适用范围：静脉出血、毛细血管出血，动脉出血紧急止血后使用。

操作方法：

● 先用无菌纱布盖住伤口。

● 用纱布、棉垫、绷带等做成衬垫放在无菌纱布上，再用绷带或三角巾加压包扎。

● 包扎时不要过紧或过松，力度以能止血而肢体远端仍有血液循环为宜。

①该方法需注意包扎的松紧度，要及时检查包扎情况。如果伤侧远端出现青紫、肿胀，说明过紧，应重新调整松紧度，以免造成肢体坏死、神经损伤等不良后果。

②如果是四肢伤口，尽量抬起受伤肢体，使伤口高于心脏。

③如果创伤上嵌有碎玻璃片、金属等物体，不要使用绷带，避免加深伤口。

止血带止血法

此方法就是将伤肢用止血带结扎在靠近伤口近心端的完好位置，达到止血目的。

适用范围：四肢大动脉出血严重，使用加压包扎法不能止血时。

操作方法：

橡皮管止血法

- 用纱布、棉垫或干净的毛巾、衣物等做衬垫放在需要结扎止血的部位。

- 把橡皮管止血带围绕受伤部位缠绕一周，压住止血带后再缠绕一周，打结固定。

- 用记号笔在止血带上标明结扎的时间，立即送往就近的医院。

绞紧止血法

- 将三角巾、围巾、领带、布条、衣服、床单、窗帘等剪成或折叠成四横指宽的平整条带状，均可作为止血带使用。

- 比如上肢受伤，可将止血带中点放在上臂的上1/3处，扯住两端平整地向后环绕一周，在下面交叉后，向前环绕第二周，在上方打一个活结。

- 将一根绞棒（笔、筷子等物品）插入活结的下面，然后顺着一个方向旋转绞棒。

- 将绞棒插入活结套内，再拉紧活结，将止血带两端环绕到对侧打一个结。

- 用记号笔在止血带上标明结扎的时间，立即将伤者送往就近的医院。

注意事项

①止血带止血法要谨慎使用，若操作不当很容易对伤肢或全身造成更大的损害。

②止血带结扎部位应位于伤口的近心端，上肢结扎在上臂的上1/3段，下肢结扎在大腿中段至大腿根部之间的部位。这些部位肌肉多，可避免压迫到神经。

③止血带应用纱布、棉垫、绷带、干净的布料等物品作为衬垫，不能直接结扎在皮肤上。

④止血带必须注意松紧度，以远端动脉搏动消失、停止出血为度。太紧会导致局部组织损伤；过松又达不到止血目的，继续失血。

⑤结扎后，要标记好时间，需定时（每半小时或1小时）松绑一次，以恢复远端肢体的供血（此时若继续出血，可使用指压动脉止血法）。根据出血情况而定，松解时间一般为5~10分钟，然后在比原结扎位置稍低的位置重新结扎止血带。结扎止血带的总时间不宜超过3小时。紧急处理完后，一定要及时去医院处理。

⑥布料或橡皮管等有弹性的物品可作为止血带使用，但无弹性的绳子、铁丝、电线禁用。

⑦如果是寒冷季节，止血带包扎后要注意伤患处保暖。

填塞止血法

指用无菌纱布、棉垫或干净的布料等物品，在紧急情况下堵塞住伤口，达到止血目的的方法。

适用范围：用于伤口较深，伴有动脉、静脉严重出血者，或用于不能采取指压止血法、止血带止血法的出血部位，如腹股沟、腋窝、鼻腔、宫腔等。

操作方法：

• 先用无菌纱布或者干净的布类塞入伤口内压紧，再用更大块的纱布、棉垫压在填塞好的伤口上。

• 然后用绷带或者三角巾进行加压包扎，松紧度以止血为宜。

注意事项

　　紧急情况下，如果没有找到无菌纱布，可以紧急使用家里干净的其他布类，不能用脏的布，以免伤口进一步感染。

一般止血法

　　上述四种方法主要应用于出血量多的情况，而一般止血法主要用于表浅的划伤和擦伤出血。

　　适用范围：皮肤表面较小、浅的伤口，出血量很少。

　　操作方法：

　　● 首先，用生理盐水冲洗局部受伤部位，再用75％的酒精涂擦周围部位。可以从近伤口处向外周擦。

　　● 其次，用无菌纱布盖在伤口上，用绷带包扎即可，绷带不宜过紧。

　　● 最后，如果患部有较多毛发，应剃去毛发后再清洗、消毒、包扎。

● 学会快速包扎

　　快速止血后，还要学会快速包扎伤口。这也是最基本的外伤急救技术之一，不仅可以进一步加压止血，还能保护伤口、避免感染，固定敷料或药品、骨伤等。

　　常用的包扎材料包括医用绷带、三角巾等，以及家里干净的床单、窗帘、毛巾、围巾、衣服等布料。

包扎前先正确处理伤口

　　出血量大的严重紧急情况参考上述止血方法，这里主要介绍一般的清洁伤口情况。

　　如果伤口处太脏并粘有泥土等，应先用清水洗净，伤口处要用棉球蘸生理盐水轻轻擦洗。如果家里没有生理盐水，可用1000毫升冷开水加9克食盐自制生理盐水。

然后再用碘酒或75％酒精消毒清洁伤口周围的皮肤，切记不可直接涂擦在伤口处。

涂擦酒精时，由伤口边缘开始，逐渐涂擦周围。用碘酒消毒伤口周围皮肤后，再用酒精擦去，避免碘酒灼伤皮肤。

如果伤口处有大而易取的异物，可用医用镊子等工具酌情取出；但深而小又不易取出的异物切勿自行取出，及时前往医院处理。

包扎时的注意事项

①要先正确处理伤口后再进行包扎，所有的伤口包扎前均要覆盖无菌纱布，不要直接包扎。

②包扎材料尽量无菌、干净，家里可常备医用物料，避免伤口感染。

③包扎时要松紧适度，以固定住敷料且不影响血液循环为度。四肢包扎时可由内至外、由上至下，露出肢体末端，随时观察血液循环情况。

④一般绷带包扎时，可重复绕两圈固定，收尾于肢体外侧。

常见包扎方法

常见的包扎方法包括三角巾包扎法、绷带包扎法等。

①绷带包扎法

绷带包扎法适用于人体大多数部位，可以去药店买一些绷带卷作为常备，也可以取干净的纱布蒸煮15分钟后备用。

常用的绷带包扎法有环形包扎法、回折包扎法、"人"字形包扎法、螺旋包扎法、"8"字形包扎法等。

◆环形包扎法

适用范围：四肢、颈部、胸腹部、手指、脚趾等肢体粗细相近的部位。此外，一般小伤口的简单包扎也可用此法。

包扎方法：

● 将绷带做环形缠绕，第一圈环绕时可略斜一点，第二圈与第一圈重叠，将第一圈斜出的一角压于环形圈内。

• 从第三圈开始，每一圈都将上一圈压住约3/4，沿同一方向缠绕直至将敷料全部包住。这样包扎更结实。

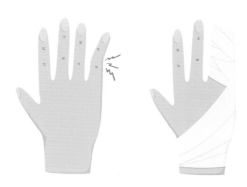

• 剪断绷带，用胶带或别针固定住，也可以剪开带尾成两头打结。

◆回折包扎法

适用范围：主要用于头部及肢体末端的包扎。

包扎方法：

• 头顶部受伤后，先围绕额头环形包扎两圈。

• 然后在额头前端中央按住绷带，将绷带拉向后方，再从后面按住绷带，将绷带拉向前方，如此前后来回反折，直至将敷料完全覆盖。

• 最后再进行两圈环形包扎，压住所有的返折处，剪断绷带固定。

◆"人"字形包扎法

适用范围：主要用于膝、肘部关节等部位的包扎。

包扎方法：

• 将膝、肘部关节弯曲至90°，绷带放在膝、肘部关节中央，环形缠绕一圈以固定敷料。再由内向外做"人"字缠绕，每一圈遮盖前一圈的2/3，可以缠3~4个"人"字后，再环绕一圈，剪断固定。

◆螺旋包扎法

适用范围：主要用于包扎四肢等部位。

包扎方法：

• 从放置敷料的下方开始，先环形包扎两圈。

• 然后自下而上、由内向外缠绕，每一圈盖住前一圈2/3，直至敷料被完全盖住。

• 最后再环形缠绕两圈，将绷带尾端固定。

◆ "8" 字形包扎法

适用范围：主要用于手、足、踝、肩、髋关节等部位的包扎。手指、脚趾若无创伤，则不需包裹缠绕，可以随时观察肢体末梢血液循环情况。

包扎方法：

• 先将绷带做环形缠绕固定。

• 然后一圈向上、一圈向下包扎，每一圈在正面和前一圈相交，并压盖前一圈的1/2。

• 最后再做一次环形固定。

②三角巾包扎法

三角巾包扎法可适用于全身各部位，具有包扎面积大、方便灵活、效果好等优点，还可以根据不同需要将三角巾折叠成不同宽度的条带。

药店均可购买，如果家里没有三角巾，可以将干净的正方形布料沿对角线剪开做成两块三角巾。

该方法操作时，可先用纱布等敷料压迫伤口，再用三角巾或将三角巾做成带状或燕尾状包扎和固定。包扎时三角巾要固定牢，敷料要贴体。

◆头部包扎

双眼三角巾包扎法：双眼有外伤可用此方法。

• 将三角巾折叠成三指宽带状，中间段放在头后枕骨上。

• 从两耳旁分别拉向双眼前，在双眼之间交叉。

• 再持两端分别从耳朵下拉，向头后枕下部打结固定。

单眼三角巾包扎法：适用于单眼受伤。

• 将三角巾折叠成三指宽的条带状，以45°角斜放在伤侧眼部。

• 条带的一侧从伤眼侧的耳下绕到头后部，经另侧耳上绕至前额，并压住三角巾的另一端。

• 然后将三角巾的另一侧向外反折，向后绕一圈至伤侧耳处打结。

三角巾面具式包扎法：适用于面部外伤。

- 把三角巾一折为二，顶角打结放在头部正中，两手拉住底角罩住面部，然后双手持两底角拉向枕后交叉，最后在额前打结固定。眼、鼻处用剪刀剪一小洞开窗。

头部三角巾十字包扎法：适用于下颌、耳部、前额等小范围处伤口。

- 将三角巾折叠成三指宽带状，放于下颌敷料处。
- 两手持三角巾两底角分别经耳部向上提。
- 长端缠绕头顶，与短的一端在颞部交叉成十字，两端水平环绕头部额、颞、耳上、枕部，与另一端打结固定。

三角巾帽式包扎法：适用于头顶部外伤。

- 把三角巾底边的中段放在眉间上部，顶角由头顶拉到枕部。
- 将底边经耳朵上向后拉紧压住顶角。
- 然后抓住两个底角在枕部交叉返回到额部中央打结。

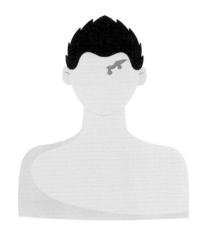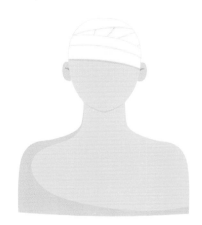

◆ 颈部包扎

- 可用医用绷带包扎。用敷料覆盖伤口后，再用一圈绷带压迫伤口。抬起伤口对侧的手臂，用折叠成条带状的三角巾覆盖住伤口上的纱布，绕到举起的手臂下方打结。

◆单肩包扎

- 将三角巾折叠成燕尾状，夹角90°，大片在后压小片，放于肩上。
- 燕尾夹角对准侧颈部，燕尾底边两角包绕上臂上部并打结。
- 拉紧两燕尾角，分别经胸、背部至对侧腋下打结。

◆双肩包扎

- 将三角巾折叠成燕尾状，夹角约120°，燕尾披在双肩上，燕尾夹角对准颈后正中部。
- 燕尾角过肩，由前往后包于腋下，与燕尾底边打结。

◆腋下包扎

- 将三角巾折叠成适当宽度的条带状，将条带中点放在腋下衬垫处。
- 拉起条带的两端，在同侧肩上交叉后，绕到对侧腋下打结。

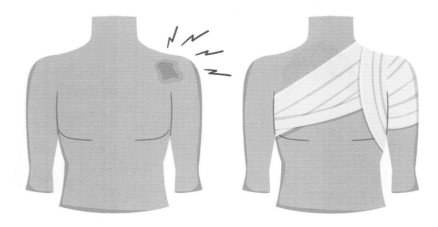

◆胸背包扎

- 将三角巾折叠成燕尾状，放在胸前下方，燕尾夹角正对体前正中线。
- 将燕尾底角与顶角带在身侧相连打结，固定住燕尾巾。
- 然后再把两燕尾角向上翻起，分别覆盖两侧肩部至背部。

- 绕到背后，将两侧燕尾底角拉紧，带有底角带的一侧从横带下方穿过，再将底角上提与另一侧燕尾角打结。

③悬挂带包扎

当上臂或肩关节、锁骨有创伤时，包扎时还需要将伤处加以适当固定，再进行搬运或移动，可避免活动损伤。可用三角巾制作成悬挂带进行固定。分为小悬挂带和大悬挂带。

小悬挂带：用于锁骨、肱骨骨折及上臂、肩关节等部位损伤。

- 将三角巾折叠成适当宽带。
- 将三角巾的中央端放在前臂的下1/3处。
- 一底角放在健侧肩上，另一底角于伤侧肩上并绕颈与健侧底打结。将前臂悬吊于胸前。

大悬挂带：主要适用于前臂或肘关节损伤时。

- 将三角巾展开，一个底角放于健侧肩部，顶角朝向伤侧肘部。
- 弯曲伤侧肘关节，角度略小于90°，使前臂放在三角巾中部。
- 将下面的底角向上反折，覆盖前臂，绕过伤侧肩部。
- 将两底角在健侧锁骨上窝处打结，使前臂悬吊于胸前。

● 如何进行创伤固定

家庭急救固定主要是对创伤骨折进行临时固定，也是创伤急救的四大技术之一。临时进行骨折固定能保护伤口、减轻疼痛，减少出血和肿胀，避免移位导致脊髓、神经、血管等重要组织损伤，防止闭合性骨折转化为开放性骨折，也便于搬运。

创伤固定常用的材料包括充气夹板、铝芯塑形夹板、四肢躯干夹板，以及颈托、头部固定器等。如果家里没有医用夹板，也可临时拿硬纸板、木棍、木板、竹片、竹竿等坚硬物体充当夹板使用。

注意事项

①对于开放性的骨折，首先止血，再包扎，最后固定；没有伤口的闭合性骨折可以直接固定。

②固定时要注意牢固，不宜过松或过紧。用绷带或带子绑夹板时，要注意绑在伤处的上面和下面，不要在伤处打结。

③在骨折和关节突出处一定要加衬垫，可以加强固定和防止皮肤损伤。

④固定夹板的长度要能够覆盖骨折处上面或下面的部分。

⑤下肢骨折固定时，不要移动伤者，可就地固定，避免加重损伤。

⑥上肢固定时，要弯曲肘关节，角度略小于90°。

⑦颈椎、骨盆或脊柱骨折的伤者不能随意移动，搬运前要使用专用颈托、脊柱板等固定。

常见固定方法

根据现场条件及骨折的部位，可以采取不同的固定方式。下面介绍一些家庭常见的固定方法。

四肢骨折固定

首先，应限制四肢活动。上肢有创伤，可以用绷带把伤肢固定在躯干上；下肢有创伤，可用夹板包扎或绷带固定伤肢。

其次，包扎固定完毕后应随时检查伤肢末端的血液循环、活动能力等情况。

发生开放性骨折时，不能用水冲洗伤口，已裸露在外的骨头或断肢不要试图帮其复位，应立刻在伤口上覆盖无菌纱布，并稍微包扎，以阻隔尘埃、细菌等，等待120专业急救人员。

颅骨骨折固定

首要是固定头部，限制活动，可将伤者平躺，头部轻微垫高。若是一侧耳朵有血液等液体流出，应把头侧向流出方，避免液体阻塞耳孔。

颈椎骨折固定

不能左右旋转伤者头部，不要饮水或喂食，也不可翻身，避免压迫脊髓。如果有颈托，可以固定颈部，无颈托则可以将衣物布料等物品填充在头颈两侧。不能搬动伤者，需等候120专业急救人员处理。

肋骨骨折固定

肋骨骨折多发于第4~7根肋骨。单根骨折时，会有胸痛、呼吸加重等表现；多根骨折时，会出现呼吸困难或吸气时胸部塌陷等反常情况。

固定时一般需要3~4条三角巾，可折叠成适当宽度的条带，分别围绕胸部紧紧包扎，并且三条条带要松紧度相同，可在伤者呼气末时在健侧腋中打结。

如果伤者呼吸困难，可以安慰其缓慢呼吸，减轻疼痛。

肘、膝关节骨折固定

肘、膝关节发生骨折时，不能强行屈伸关节，应限制活动，避免加重伤情。选择一个相对舒适的关节角度，将一块夹板两端分别放在关节上下处，然后用绷带或三角巾固定住夹板与上肢相交的两处位置上。

● 怎样安全搬运

在经过止血、包扎、固定等程序后，家庭创伤急救的最后一个环节是安全搬运，送进医院。如果搬运伤员方法不当，可能会造成进一步的伤害。因此，学会正确、安全的搬运方法，也是抢救伤者的重要环节。

搬运的目的在于将伤者脱离危险地带，尽快送往医院施救。一般来说，如果现场环境安全，应尽快实施止血、包扎、固定前三个环节的急救，遵循"先救命再救伤"原则，在救护车到来之前，避免搬运。

但如果伤者发生意外的地方环境不安全，或受到局部环境条件限制无法实施救护，可以适当搬运伤者，做进一步的急救。

注意事项

①搬运前，根据现场环境和伤者情况，先做必要的止血、包扎、固定等急救处理。

②若非有生命危险或救护人员无法在短时间内赶到，应等待120专业人员到现场救护，不要贸然搬运伤者。

③若伤者有可能骨折或脊柱损伤时，尽量限制活动，以免加重损伤。

④脊柱损伤者搬运时，要平稳地将伤者抬起放到脊柱板或木板上并固定，不可用帆布担架等软担架搬运。

⑤骨盆骨折者搬运时，要先固定伤者的骨盆，然后平稳地将其抬起放到脊柱板或木板上并固定。

搬运方法

常用的搬运方法有徒手搬运和使用器材搬运。可根据伤者的年龄、伤病情况和运送距离远近而选择适当的搬运方法。

1 个人救助搬运方法

主要包括扶行法、抱行法、背负法、拖行法和爬行法等。

扶行法：适用于意识清醒、没有骨折、伤势不重、能自己行走的伤患。可站在伤患身旁，将其一侧上肢绕过颈部，用手抓住伤患的手，另一只手绕到伤患背后，然后搀扶行走。

爬行法：适用于在狭窄空间或浓烟的环境下，救助清醒、昏迷且无骨折的伤患。

抱持法：适用于年幼或体轻、无骨折、伤势不重的伤患，是短距离搬运的最佳方法。

背负法：适用于老幼、体轻、清醒的伤患。

拖行法：适用于没有骨折的伤患，可用衣服、毛毯等拖行，注意将患者外衣扣解开，并从背后反折，中间段托住颈部，缓慢拖行。

2 个人救助搬运方法

轿运法：适用于清醒的伤患。两名救护者面对面各用右手握住自己的左手腕，再用左手握住对方的右手腕，同时蹲下让伤患把两个胳膊分别放到两名救护者的颈后，再坐到救护者相互握紧的手上。最后同时站起，尽量保持步调一致。

拉车法：适用于在狭窄地方搬运意识不清的伤患。让伤患坐在椅子、担架上，一人站在伤患背后两手从腋下环抱，把伤患两前臂交叉于胸前，再抓住其手腕，抱在怀里；另一人反身站在伤患两腿中间将伤患两腿抬起，两名救护者一前一后地行走。

3~4 人救助搬运方法

主要适用于脊柱骨折的伤者。

三人异侧运送：两名救护者站在伤患的一侧，分别抱住伤患的肩、后背、臀、膝部，第三名救护者可站在对面，两臂伸向伤患臀下，握住两侧救护员的手腕。三名救护员同时单膝跪地，同时站立抬起伤患。

四人异侧运送：三名救护者站在伤患的一侧，分别在头、腰、膝部，第四名救护者位于伤患的另一侧臀。四名救护员同时单膝跪地，分别抱住伤患的颈、肩、后背、臀、膝部，再同时站立抬起伤患。

心肺复苏术

什么是心肺复苏术（CPR）

心肺复苏术（cardiopulmonary resuscitation，CPR），是针对心搏骤停和呼吸采取的救命术之一，使我们能抓住抢救伤患的黄金时间，对挽救生命至关重要。

针对呼吸停止或叹气样异常呼吸、心跳骤停的伤患，急救者可通过胸外按压、人工呼吸、电击、除颤等方式来恢复人体的自主循环和自主呼吸，帮助伤患逐渐恢复生命体征。而心肺复苏术可以暂时支持伤患的心跳和呼吸，以免伤患的大脑及身体发生不可逆的损害。

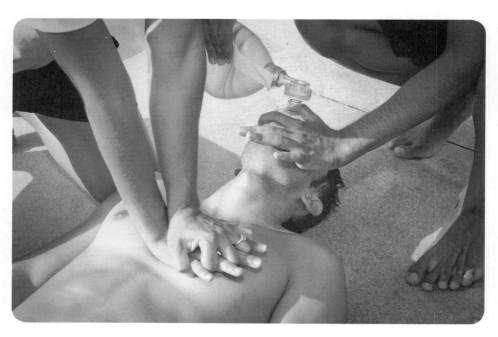

● 分类

心肺复苏分为初级心肺复苏和高级心肺复苏。初级心肺复苏一般指不依靠外物的基础上，立即进行心肺复苏，主要靠人工操作；而高级心肺复苏则指在初级心肺复苏的基础上，借助辅助设备（如AED）、药物、特殊技术等外物，帮助伤患实现更为有效的通气和血运循环。

● 判断施救标准

伤患倒地后，先轻拍其面部及双肩，在双侧耳边呼唤，判断其意识是否清醒。如果没有反应，表明意识丧失。

然后快速检查有无自主呼吸（胸部有无起伏）、有无脉搏，整个病情判断不超过10秒。如果无意识、无脉搏、无自主呼吸，应立即实施心肺复苏术。

● 施救标准

一般来说，施救者分为非专业急救者和专业急救者。

非专业急救者应持续进行CPR施救，直至获得AED和被专业医护人员接替；如果患者有反应，不要为了检查反应有无恢复而随意中止施救过程。

专业急救人员应遵循CPR有效指标和终止抢救的标准。

※CPR 有效指标

- 颈动脉搏动：按压有效时，每按压一次可触摸到颈动脉一次搏动，若中止按压后搏动亦消失，应继续进行胸外按压。如果停止按压后脉搏仍存在，说明患者心搏已恢复。

- 看面色（口唇）：施救有效时，面色由紫绀转为红润，若变为灰白，则说明无效。

- 复苏有效时，患者可出现自主呼吸，或瞳孔由散大变得正常并对光有反射，甚至有眼球活动及四肢抽动。

※ 终止 CPR 抢救标准

通常来说，现场进行CPR抢救应坚持不间断进行，不可轻易做出停止复苏的决定。如符合下列条件，现场抢救人员方可考虑终止复苏：

- 患者呼吸和循环已有效恢复。
- 无心搏和自主呼吸，CPR 在常温下持续 30 分钟以上，专业医护人员到场确定患者已死亡。
- 有专业医护人员接手承担复苏或其他人员接替抢救。

● 禁忌证

以下情况不适合进行心肺复苏术。

- 伤患有自主呼吸、心跳，或者经抢救后恢复呼吸、心跳，不再进行心肺复苏。
- 伤患的胸腔部位有开放性气胸、肋骨骨折、心包填塞、心包积液等严重损伤，不适宜直接做胸外心脏按压。但如果已经心搏停止，只能用心肺复苏来挽救生命，还是救命第一。
- 已明确的心、肺、脑、肾等多器官功能衰竭无法逆转者；患者签署文件拒绝进行心肺复苏。
- 恶病质或肿瘤晚期的患者，应根据具体情况选择性实施。

① 心肺复苏术属于急救操作，不需要考虑伤患是否空腹。

② 一旦确立伤患心搏骤停的病情诊断，可立即进行心肺复苏急救。

③ 心肺复苏实施的具体时间需要根据伤患的具体情况而定。

● 操作时长

一般心肺复苏术以胸外按压30次及2次人工呼吸为一个循环，5次循环（约2分钟）为一组。

若5次循环结束后，伤者意识仍未恢复，可继续进行5个CPR循环，直至意识恢复或医护人员到达。具体时间需要根据伤者具体情况而定。

心肺复苏黄金 4 分钟

据有关数据统计，我国每年发生心脏猝死约54.4万例，绝大多数的猝死都源于心搏骤停，而90%以上的心搏骤停又发生在医院之外。

那么为什么心搏骤停的死亡率这么高呢？因为一旦发生心搏骤停，5~10秒内会出现意识丧失，30秒出现全身抽搐情况，60秒出现瞳孔散大、无自主呼吸，3分钟就开始出现脑水肿。一旦超过4分钟，脑部就会出现不可逆的脑损害。

而心搏骤停的黄金救治时间就是发病后4~5分钟内。如果4分钟内开始心肺复苏，抢救成功率可达50%，抢救时间早1分钟，成功率将上升10%。

如果在4分钟以后再进行抢救，即使抢救成功，也可能会造成患者脑部缺血缺氧性损伤，导致患者成植物人。如果超过10分钟再施救，抢救成功率几乎为零。

如果家庭成员可以掌握心肺复苏的抢救术，当遇到意外时，就可以在这个关键时刻挽救一条生命。

不同人群"心肺复苏"流程

● 心肺复苏的体位

需要心肺复苏的患者（成人、孕妇、儿童），都要仰卧在坚硬平实的表面上，头颈、躯干要在同一水平面上，尽量不要弯曲，双手放在躯干两侧，双腿自然伸直。

如果患者摔倒时是俯卧位或侧卧位，应小心地帮患者翻转过来，注意不要盲目使用蛮力，可以一手托住患者的颈部（有颈部受伤时，防止脊髓受损），一手扶着肩部，在同一轴线上翻转身体。

● 成人"心肺复苏"流程

适用于一般成人和老年人群，不适用于孕妇和儿童。

※ 判断现场

发生意外时可能在任何地方，所以首先应评估现场是否安全，是否需要将患者移至安全地点，再进行救治。如果现场并无严重危险，应以及时抢救为主。

※ 判断意识

接下来用"轻拍重喊"的方式来判断患者意识是否清楚。可以一边用一只手拍打患者肩膀，一边在耳边呼唤，另一只手放在颈动脉搏动处评估。判断意识应迅速，在5~10秒内就要做出自己的判断。如果患者无反应，立刻开始CPR施救。

※ 求助拨打 120

在实施CPR的时候，可以同时大声求助旁人赶紧拨打120！

※ 胸外心脏按压

双臂伸直，手掌交错，掌根放在患者胸骨中下1/3处（男性可选择两乳头连线中点），用力向下按压5~6厘米，上下的节奏均匀，按压时掌根都要紧贴胸口，频率为100~120次/分钟，连续30次。

※ 开放气道

如果患者口腔里有异物，需清理干净，一手压住患者的额头，一手抬起患者的下巴使头部往后仰，开放气道，准备进行人工呼吸。

※ 人工呼吸

用一只手的拇指和食指捏紧患者的鼻子，再用嘴完全罩在患者的嘴上面（尽量不留缝隙），用力吹气，直到患者胸廓因吹入的空气而鼓起来才算有效。有效人工呼吸进行2次。

※ 再次评估

进行胸外按压和人工呼吸施救的比例为30∶2，一个循环为1周期，即以100~120次/分钟的速度压胸30下，然后吹气2次。连续实施5个周期（约2分钟），然后重新检查患者是否有自主呼吸和脉搏。

如果有，将患者摆成复苏姿势；如果仍未恢复，应继续心肺复苏术，直到医护人员到来接手急救工作。

● 孕妇 "心肺复苏"流程

由于超过20周的孕妇情况特殊，为了避免压到腹腔动脉，心肺复苏术的流程略有不同。

※ 判断现场

发生意外时可能在任何地方，首先应评估现场是否安全，是否需要将患者移至安全地点，再进行救治。如果现场并无严重危险，应以及时抢救为主。

※ 判断意识

接下来用"轻拍重喊"的方式来判断患者意识是否清楚。可以一边用一只手拍打患者肩膀，一边在耳边呼唤。另一只手同时放在颈动脉搏动处评估。判断意识应迅速，在5~10秒内。如果患者无反应，立刻开始CPR施救。

※ 求助拨打 120

在实施CPR的时候，可以同时大声求助旁人赶紧拨打120。

※ 胸外心脏按压

双臂伸直，手掌交错，掌根放在患者乳头连线中点的位置，按压深度5~6厘米，上下的节奏均匀。按压时掌根都要紧贴胸口，频率为100~120次/分钟，连续30次。

如果现场有两个人急救，尽量维持孕妇平躺，一个人在做胸外按压的同时，另一个人尽可能将孕妇的肚子从右边往左边推移，直到推到肚子的中线为止。两人替换心肺复苏的时候要继续推移胎儿。

如果现场只有一人急救，用坚硬的物品垫高孕妇右背30°左右（避免子宫胎儿的重量压到大血管引起血液循环障碍，不能用柔软的东西垫背部）。如果身边没有东西可用，急救者可跪在孕妇右侧，把孕妇放到大腿上，用大腿顶起孕妇的右侧背部，然后继续进行心肺复苏术。

※ 开放气道

如果患者口腔里有异物需清理干净，一手压住患者的额头，一手抬起患者的下巴使头部往后仰，开放气道，准备进行人工呼吸。

※ 人工呼吸

用压额头手的拇指和食指捏紧患者的鼻子，再用嘴完全罩在患者的嘴上面（尽量不留缝隙），用力吹气，直到患者胸廓因吹入的空气而鼓起来才算有效。有效人工呼吸进行2次。

※ 再次评估

进行胸外按压和人工呼吸施救的比例为30：2，一个循环为1周期，即以100~120次/分钟的速度压胸30下，然后吹气2次。连续实施5个周期（约2分钟），然后重新检查患者是否有自主呼吸和脉搏。

如果有，将患者摆成复苏姿势；如果仍未恢复，应继续心肺复苏术，直到医护人员到来接手急救工作。

CPR 实操流程

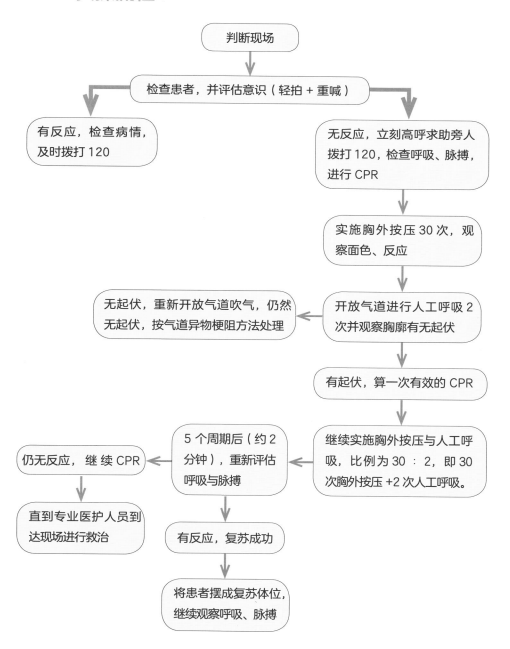

"救命神器"——AED

什么是 AED

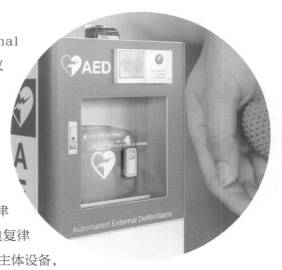

AED（automated external defibrillator）是自动体外除颤仪的简称，又称自动体外电击器、自动电击器、自动除颤器、心脏除颤器等，是一种便携式医疗设备。对于进行心肺复苏来说，除颤也是很重要的步骤之一。

AED主要由监护部分、电复律机、电极板、电池等部分构成。电复律机也称除颤器，是实施电复律术的主体设备，配有电极板，大多有大小两对，大的适用于成人，小的适用于儿童。

AED利用较强的脉冲电流通过心脏来消除心律失常，使之恢复窦性心律，是手术室必备的急救设备，也被誉为心搏骤停患者的"救命神器"，适用于成人和儿童患者。

家庭需常备 AED 吗

除了医院必备，现在很多地铁站、机场、学校、购物中心、写字楼、住宅小区等公共场所都逐渐配备了AED，主要用于发生意外时，非专业人员（经过训练会使用）可紧急用于抢救心搏骤停患者。一般情况下，在发生心跳骤停时，只有在最佳抢救时间的"黄金4分钟"内，利用AED对患者进行除颤和心肺复苏，才是最有效制止猝死的办法。

那么家庭有必要常备AED吗？当然是肯定的。

因为心搏骤停的高发时间段一般是夜里9点到早晨9点，而约70%的心搏骤停又大多发生在家中，尤其是家里有心脏病的成员，常备AED是很有必要的。

如何使用 AED

AED操作比较简单，不同品牌和型号的AED操作方法可能略有差异，非专业急救人员经过培训后可以安全使用。

开启AED，打开AED的盖子，依据视觉和语音的提示操作（有些型号需要先按下电源）。

● 成人电极片贴放位置

根据AED电极片上的图示，将一片电极片贴在患者裸露胸部的右上方（胸骨右缘，锁骨之下），另一片电极片贴在患者左乳头外侧（左腋前线之后第五肋间处）。也可使用一体化电极板的AED。

● 儿童电极片贴放位置

将两片电极片分别贴在儿童的胸前正中及背后左肩胛处，体格较大的儿童也可参考成人的位置贴放电极片。

将电极板插头插入AED主机插孔。

开始分析心律，在必要时除颤，按下"分析"键（有些型号在插入电极板后会发出语音提示，并自动开始分析心律。）

在AED分析心律的过程中，施救者可以示意周围人不要接触患者，比如大声呼喊"请不要接触患者"，因为即使是轻微的触动都有可能影响AED的分析。

心律分析完毕后，AED将会发出是否进行除颤的建议。

如果AED建议除颤，施救者以及周围的人都不要与患者接触，操作者按下"放电"键除颤。

如果AED提示不需要电击除颤，如有必要，应立即实施心肺复苏。

一次除颤后，如未恢复有效心律，应继续进行5个周期CPR。

2分钟后AED会再次自动分析心律，确定是否需要继续除颤。

如此反复操作，直至患者恢复心搏和自主呼吸，或者专业急救人员到达接手。

使用 AED 注意事项

- 如果患者胸毛过多，在贴放电极片前，应尽量找工具先清除一部分胸毛，以确保电极片与皮肤贴合紧密。
- 如果患者胸部有过多的水分或汗液，要迅速擦干，然后再贴放电极片。
- 如果患者躺在水中，要先将患者抬出，并擦干胸部，再使用AED。
- 不能在金属等导电物体表面使用 AED。
- 避免将电极片贴在患者的植入式除颤器、起搏器和药物贴片上。
- 如果现场有两名施救者，可以在一名施救者实施心肺复苏的同时，另一名施救者开始操作 AED，不能因为贴电极片而中断心肺复苏。
- 使用除颤仪后可能会出现以下不良反应，如心律失常、心肌损伤、低血压、皮肤灼伤、血栓栓塞、肺水肿、心力衰竭等。